医学成像技术

（第2版）

郭兴明　编著

重庆大学出版社

内 容 简 介

本书共分 5 章,主要介绍了目前临床上广泛使用的各种医学成像技术,主要内容包括超声成像技术、X 射线成像技术、核磁共振成像技术和核医学成像技术。

本书的特点是侧重成像技术的基本原理、数学模型及理论推导;同时,本书对成像技术在临床上的具体应用以及近年来的新发展也进行了比较系统的介绍。

本书既可作为全国高等院校生物医学工程专业的研究生和本科生教材,也可供医学影像等相关专业的教师及工程技术人员阅读参考。

图书在版编目(CIP)数据

医学成像技术/郭兴明编著.—重庆:重庆大学出版社,2005.9(2019.1 重印)
ISBN 978-7-5624-3506-8

Ⅰ.医…　Ⅱ.郭…　Ⅲ.医学图像—技术
Ⅳ.R445

中国版本图书馆 CIP 数据核字(2005)第 099120 号

医学成像技术

(第 2 版)

郭兴明　编著

责任编辑:曾令维　高鸿宽　　版式设计:曾令维
责任校对:李定群　　　　　　 责任印制:张　策

*

重庆大学出版社出版发行
出版人:饶帮华
社址:重庆市沙坪坝区大学城西路 21 号
邮编:401331
电话:(023)88617190　88617185(中小学)
传真:(023)88617186　88617166
网址:http://www.cqup.com.cn
邮箱:fxk@cqup.com.cn(营销中心)
全国新华书店经销
POD:重庆新牛代彩印技术有限公司

*

开本:787mm×1092mm　1/16　印张:10.75　字数:268 千
2019 年 2 月第 2 版　　2019 年 2 月第 4 次印刷
ISBN 978-7-5624-3506-8　定价:30.00 元

前　言

自从 1895 年伦琴发现 X 射线以来,随着现代科学技术的发展,医学成像技术已得到迅猛发展。已有多位专家因对 CT、磁共振成像的突出贡献而荣获诺贝尔医学及生理学奖,传统的 X 射线成像已从过去的传统二维平面解剖发展到当今的三维立体成像,并使之动静互补,将疾病评价指标从描述病变的大小、形态、解剖部位和密度、对比及信号强度等深入到酶、受体和功能性指标,不仅为临床提供疾病是什么,而且提供治疗路径,使疾病的评价更趋完善,更具有特异性,最终达到资源共享。然而,就在这医学成像技术飞速发展的今天,无论是专业教育还是继续教育,传统的教材已不能适应历史发展的需要。

各种医学图像不仅使医生有可能观察到体内脏器在形态学上的变化,而且有可能对体内脏器的功能做出判断。目前,医学成像技术已成为临床与医学研究中不可缺少的工具,也是生物医学工程学的重要研究内容之一。因此,医学成像技术是生物医学工程专业本科生的一门重要课程。

本书是在习近平新时代中国特色社会主义思想指导下,落实"新医科"建设要求,为生物医学工程专业本科生课程"医学成像技术"而编写,以原来"医学成像技术"讲义为基础,总结编者在医学成像技术方面的教学经验,参考大量国内外同行专著或教材基础上完成的。

本书主要介绍了目前临床上广泛使用的各种医学成像技术,包括 X 射线成像技术、CT 成像技术、磁共振成像(MRI)技术、超声成像技术和核医学成像技术。每章分别叙述了成像基本理论和原理、各种成像技术在人体各部位的临床应用。

由于医学成像技术正在不断地发展与完善,新的成像方式、技术等不断涌现,因此,本书还介绍了一些本领域的学科前沿动态。该书内容丰富全面,理论联系实际,并注重科学性和系统性。它既可作为全国高等院校生物医学工程专业研究生和本科生的教材,也可供医学影像等相关专业的教师及工程技术人员阅读参考。

由于篇幅的限制,本书的内容只包含了目前临床上广泛使用的医学成像技术,还有一些成像技术没有在书中提及,书中介绍的内容也有一定的局限性。在编写过程中得到了彭承琳教授的大力支持和帮助,同时,熊亮、郭玮珍、颜彦、刘宝华、潘静等参加了编写工作,在此谨向为本书出版给予热情支持和帮助的领导和专家、学者表示衷心的感谢。另外,由于作者水平有限,书中难免会有错误与不足之处,恳请阅读和使用本书的广大读者给予批评、指正。

编　者

2019 年 1 月

目录

第 *1* 章

绪 论

临床医生的首要工作是对就诊者的健康状况或疾病做出正确的评价或诊断。而正确的评价或诊断的前提取决于医生获取生物信息的科学程度及容量大小。从信息量的角度看,一幅图像所包含的信息远比几个数据或几条曲线(心率、血压、体温等)的信息量丰富得多。医学图像不仅可以向医生展示人体内部某一特定部位或层面的解剖结构,而且还可以在一定程度上揭示人体脏器的功能。因此,它是生物医学工程领域中一个非常重要且又非常活跃的研究领域,它的应用前景也是非常广阔的。目前,它已成为临床诊断与医学研究中不可缺少的工具。

在医学图像研究领域中包含以下两个相对独立的研究方向:医学成像技术(medical imaging technology)和医学图像处理(medical image processing)。前者是指图像形成的过程,包括对成像机理、成像设备、成像系统的分析等问题的研究;后者是指对已经获得的图像做进一步的处理,其目的或者是使原来不够清晰的图像复原,或者是为了突出图像中的某些特征信息,或者是对图像做模式分类等等。随着科学技术的进步,促进了医学成像技术的产生和发展。人们可以利用工程技术的方法获取人体某些器官和病灶的影像,进行医学研究、临床诊断和治疗。医学上有许多难题已借助医学成像技术得到了很好地解决。本书主要涉及医学成像技术的研究领域。

1.1 医学成像技术的发展历史与发展现状

医学成像技术的发展历史可追溯到 1895 年德国物理学家伦琴发现了 X 射线并把它用于医学诊断。从而发明了 X 射线成像技术,它第一次无损地为人类提供了人体内部器官组织的解剖形态照片,从而为医生临床诊断提供了重要的生物信息。由此引发了一场医学诊断技术的革命。

从 20 世纪 50 年代开始,医学成像技术进入了飞速发展的时期。各种新技术相继被应用到医学成像系统中,新的成像方法不断地涌现,形成的医学图像不仅提供了人体组织在解剖上

1

的形态结构,而且为器官功能检查提供了可能。时至今日,几乎所有的物理方法都已或多或少地渗透到医学成像的领域,例如,X 射线成像、超声成像、核医学成像及磁共振成像等。这些不同的成像方式所提供的人体结构或生理参数的图像为提高临床诊断与治疗的有效性发挥了极大的作用。医学成像设备已成为现代化医院的一个重要标志。

目前,应用较为广泛的有如下 4 种成像技术:X 射线成像、核医学成像、核磁共振成像和超声成像。

下面,将简略回顾几种主要的医学成像技术的发展历史,并介绍其目前的发展状况。

1.1.1 超声成像技术

第二次世界大战后,在雷达、声纳技术基础上,应用回声定位原理发展了各种超声成像技术,研制完成了 A 型、B 型、M 型超声诊断仪。目前(透射型)超声计算机断层成像技术(Ultrasound Computed Tomography,UCT)已经成熟。

超声波成像具有无损伤、灵敏度高的优点。对于软组织的观察无须做注射造影剂之类的成像前预处理,而且成像迅速,设备造价低廉,它既可以反映器官的解剖图像,也可反映机能状况。因此,超声成像是目前各成像技术中应用最广、发展最快的技术。

超声成像设备大概是目前医院中仅次于投影 X 射线机而使用得最频繁的成像设备。目前,临床上使用的超声成像基本上都是采用脉冲回波方式成像。即用一个短暂的点脉冲激励换能器晶片,使之振动产生超声波并射入体内,进入人体的超声波在遇到组织界面时,就会产生较强的回波信号。于是,根据接收到的回波信号就可以直接获得扫查平面上的人体结构图像,这就是所谓的 B 型图像。超声成像的突出优点是对人体无损、无创、无电离辐射,同时它又能提供人体断面实时的动态图像。因此,可广泛地用于心脏或腹部的检查。除了断面成像外,血流测量也是超声成像设备中的重要组成部分。超声血流测量是借助经典的多普勒原理完成的。射入人体的一定频率的超声波在遇到运动的红血球时,血球产生的反向散射信号就会出现多普勒频移。通过对多普勒回波信号的分析就能得到血流的方向与速度信息,这些信息是心血管疾病与脑血管疾病诊断中的重要依据。

20 世纪 80 年代初问世的超声血流图(color flow mapping,CFM)是目前临床上使用的高档超声诊断仪。它的特点是把血流信息叠加到二维 B 型图像上。在 B 型图像显示的血管中,凡是指向换能器的血流在图中用红色表示,而那些背离换能器的血流则用蓝色表示。由于在一张图像上既能看到脏器的解剖形态,又能看到动态血流,它在心血管疾病的诊断中发挥了很大的作用。

1.1.2 X 射线成像技术

自 1895 年伦琴发现 X 射线之日起,人们就很快地意识到了 X 射线在医学成像中的应用前景。在以后的几十年中,X 射线摄影技术有了很大的发展,包括使用旋转阳极 X 射线管、影像增强管及采用运动断层摄影等。但由于这种常规的 X 射线成像技术是将人体三维结构投影到一个二维平面上来显示,因此,产生了图像重叠、读片困难等问题。此外,投影 X 射线成像对软组织的分辨能力较差,使得它在临床中的应用也受到了一定的限制。如何克服在投影 X 射线成像中出现的影像重叠问题,一直是医学界迫切希望解决的问题。这个问题的数学描述是:如何根据接收到的投影数据计算出人体内的断层图像(而不是结构重叠的图像)。X 射线计算机断层成像(X-ray computed tomography,X-CT)成功地解决了这一问题。

实现 X-CT 的理论基础是从投影重建图像的数学原理。虽然奥地利的数学家 Radon 早在 1917 年就证明了从投影重建图像的原理,但他的论文一直未被世人所重视。当代图像重建理论最杰出的贡献者之一是美国的物理学家 A. M. Cormack。自 20 世纪 50 年代开始,他发表了一系列的论文,不仅证明了在医学领域中从 X 射线投影数据重建图像的可能性,而且提出了相应的实现方法并完成了仿真与实验研究。真正设计出一个装置来实现人体断面成像是在 1972 年,在当年的英国放射学年会上,一位名叫 G. N. Hounsfield 的工程师公布了计算机断层成像的结果。这项研究成果可以说是在 X 射线发现后的七八十年中放射医学领域里最重要的突破性进展,它也是 20 世纪科学技术的重大成就之一。由于 Hounsfield 与 Cormack 在放射医学中的划时代贡献,1979 年的诺贝尔生理与医学奖破例地授给了这两位没有专门医学资历的科学家。

自从 X-CT 问世以来,它的技术有了很大的发展,设备装置也不断地更新换代。早期的 X-CT 扫描仪中,数据采集与图像重建的计算过程需要较长的时间,图像的分辨率相对比较低,而病人接收的射线照射剂量却相对比较大。较新的 X-CT 装置采用多个检测器构成的扇形扫描方式,它不仅减小了扫描与数据的处理时间,减少了照射剂量,同时还改善图像的分辨率。在这个发展过程中,大量的研究工作是在努力开发高速有效的图像重建算法,包括代数方法和解析方法。目前的 X-CT 装置其成像厚度可以小至 1 mm,断面中的图像分辨率也已经可以做到小于 1 mm。

X 射线成像技术有两个发展方向:一是发展影像增强器,从而可以降低 X 射线的剂量,又提高了影像的清晰度;二是为克服透射摄影中各组织、器官的图像重叠,发展了断面成像(摄影)。1972 年美国物理学家 A. M. Cormack 和英国工程师 G. N. Housfield 分别从理论和技术上研究了电子计算机 X 射线扫描术(X-ray computed Tomogrphy,X-CT),并获得了成功。X-CT 被公认为是 20 世纪的重大科学成就。

1.1.3 核医学成像

核医学成像是将放射性同位素(Radio I,RI)作为示踪物质标记在药物上,然后引入病人体内,当它被人体组织吸收后,人体自身便成为了辐射源。放射性同位素在衰变的过程中,将向体外放射 γ 射线。人们可以用核子探测器在体外定量地观察这些放射性同位素在体内的分布情况。从所得的放射性同位素图像中,不仅可以看到器官的形态,更重要的是可以从中了解到人体脏器新陈代谢的情况,这是其他成像系统所不容易做到的。因此,尽管放射性同位素图像的分辨率比较低(约为 1 cm 左右),但它仍是临床诊断中的重要工具。

早期的核医学成像装置是同位素扫描仪,它的成像速度非常低。目前,临床上用得比较多的是 γ 照相机,可快速地拍摄体内脏器的图片,并从一系列连续的图像中了解器官新陈代谢的功能。

发射型 CT(emission computed tomography,ECT)是放射性同位素成像系统的新发展。ECT 可分为单光子发射型 CT(single photon ECT,SPECT)与正电子 CT(positron emission tomography,PET)两类。目前,SPECT 在临床上已得到较广泛的应用。它是将 γ 照相机的探测器围

绕探测部位旋转,并采集相应的投影数据,然后采用与 X-CT 类似的重建算法计算出放射性同位素分布的断层图像。PET 系统的数据采集原理与 SPECT 完全不同。它是根据有一类放射性同位素在衰变过程中释放正电子的物理现象来设计的。正电子与电子相互作用发生湮灭现象后,会产生两个能量为 511 keV 且传播方向完全相反的光子。根据这样采集到的数据同样能重建出断层图像。由于 PET 系统价格昂贵,目前它主要在美国、日本等发达国家应用较多,我国主要在大城市的医院中使用,而在其他国家主要在实验室、研究中心使用。

核医学成像的特点是:对特定的器官或组织,可选定特定的示踪物质,从而实现有选择性的成像。由于放射性同位素具有一定的寿命,故可在一定的时间内进行观察,从而实现动态观测。因此核医学成像具有"选择性造影能力"及"动态功能测定能力"。

核医学成像的发展趋势,一方面是产生不同示踪物质的同位素发生器的研制,另一方面是与电子计算机技术结合,建立良好空间位置精度的断面图像。现在正电子计算机断层成像装置已研制成功,并应用于临床。

1.1.4 核磁共振成像

1946 年美国学者 Bloch 和 Purcell 首先发现了核磁共振现象,从此产生了核磁共振谱学这门学科。核磁共振技术的最初应用是对有机化合物的结构分析及物质性质的研究。1973 年劳特伯(Lauterbur)利用核磁共振技术首次获得了生物体断面的质子自旋密度图像,第一个做出了仿真模块的二维核磁共振图像。核磁共振技术与计算机技术结合,形成磁共振 CT,且已在临床上普遍应用。磁共振成像(Magnetic Resonance Imaging,MRI)携带有比 X-CT 更为丰富、反映更深层次的生物信息。因为它不仅带有质子自旋密度信息,而且核磁共振中的弛豫时间还包括了一系列生化信息,所以核磁共振技术是可以显示或监测发生组织病变前的功能代谢情况的工具。因此已成为疾病发生的早期诊断方法。此外,目前在应用中,还没有发现磁共振成像对人体的损害。正因如此,磁共振成像大有取代 X-CT 的趋势。

磁共振成像的过程是将人体置入一强磁场中,这时,如果同时对人体施加一个一定频率的交变射频场,那么被探查的质子就会产生共振,并向外辐射共振信号。于是,在接受线圈中就会有感应电势产生。所接收的信号经过计算机处理后,就可以得到清晰的人体断层图像。与 X-CT 不同的是,在 MRI 图像中,每个像素的灰度值代表的是该位置上来的核磁共振信号的强度,这个强度与共振核子的密度及两个化学参数——弛豫时间 T_1 和 T_2 有关。磁共振图像的突出优点是对人体无创、无电离辐射,并且可以对人体组织做出形态与功能两方面的诊断。此外,磁共振图像的分辨率比较高,并且可以较容易地获得人体的三维图像。

除了上述各种成像技术外,还可以列举出一些其他的成像方式,例如,红外成像、人体组织的电阻抗成像等,它们在不同的研究领域中都发挥着很重要的作用。

由于人体脏器结构是一个三维空间分布,因此,仅仅依靠一幅或几幅图像来理解三维结构是有一定的局限性的,它不能完全满足临床上在疾病诊断、治疗决策及外科手术研究中的需要。为了给医生提供真正的三维结构显示图,自 20 世纪 70 年代开始,就有人着手研究一些三维成像的方法,早期的三维成像曾经采用过全息摄影等方法。随着计算机技术的发展及计算机图形学的成熟应用,医学三维成像在近十年中有了很大的发展。

三维图像一般是由一系列二维图像叠合构成。将二维数据的集合变为三维数据结构后,人们就可以根据需要取出任意角度下的剖面来观察。这样做可以使医生更准确、更全面地了解脏器的内部结构。此外,医生还可以"剥出"任意局部区域做进一步分析,或模拟外科手术过程,从而制订最佳的手术方案。

目前,三维图像已应用于放射学诊断、肿瘤学、心脏学与外科手术的研究中,并已成为计算机辅助制订治疗方案的得力工具。

随着计算机技术的发展,各类医学图像的数据库与医学图像的管理系统也日趋成熟。医学图像的管理是建立在实现大容量数字图像存储的基础上的。现在,一张 12 in(1 in = 25.4 mm)的光盘大约可存储近 2 000 幅 1 024 × 1 024 像素的图像,并能根据需要很快地分门别类调出所需的图像。此外,利用现有的计算机网络或其他通信系统进行数字图像的通信也已成为现实。凡此种种,形成了当今所谓的"图像归档与通信系统"(picture archiving and communications system,PACS)。

从发展的历史及过程看,有些成像技术,例如,投影 X 射线成像技术是紧随着某种基本的物理原理早就被人们所证实,但是最终进入实用还有赖于高速计算的计算机。因此,其问世的年代远远滞后于证明其原理的年代。还有一些成像技术的出现与战争时期军事技术研究的突破密切相关。例如,超声仪器的发展与二次大战中雷达与声纳技术的发展相关,核医学成像、光子检测器等又是核子反应技术的副产品。

总之,医学成像技术是物理学、电子技术、计算机技术、材料科学与精细化工等多种高新技术相互渗透的产物。今后,随着各项基础研究及高新技术的突破性进展,医学成像技术肯定会有更大的发展,并进一步显示其在临床及医学研究中的重要地位。

1.2 医学成像技术的比较

纵观上面提到的各种成像方法,它们在成像原理、成像参数及适用范围等方面各不相同。实际上,这些不同的成像方法及系统并不能互相取代,它们在临床应用中起着相互补充的作用。因此,在评价一个成像方法及系统时,应从各个不同角度全面地分析成像方法及系统的优缺点,并指明其临床适用的范围。

医学成像的模式或方法分为两类:在大多数情况下,医学图像的获得有赖于某种形式的能量与人体组织相互作用的物理过程(如 X 射线成像、超声成像、磁共振成像等);也有一些医学图像是反映人体生命过程中自身发出的某种信息(红外成像等)。

1.2.1 超声成像与 X 射线成像的比较

由于超声波与 X 射线在人体组织中的传播过程不同,因此,这两种不同的成像方法有明显不同的特点。

目前,临床上使用的超声仪器都是采用反射成像的方法。在反射成像系统中,可以根据超声波往返传播的时间来决定探查的深度。据测定,超声波在水中或大多数人体组织中的传播速度约为 1 540 m/s。在体内传播 1 cm 距离的时间约为 6.7 μs,在这个数量级的时间内,现代电子技术完全有能力区分来自人体不同深度处的回波信号。也就是说,超声成像可直接获取三维空间中某一特定点的信息,这也正是超声成像方法可方便地获取人体断面图像的主要原因。显然,在 X 射线成像系统中是做不到这一点的。

衍射扩散是超声成像技术中的一个问题。众所周知,当入射波的波长与被探查尺寸相当的时候就会发生衍射。医学诊断用的超声波其波长一般选择在 0.5 mm 左右,它在人体中传播时将发生衍射,从而造成图像分辨率的降低。在 X 射线成像中,射线的波长小于 1 Å,它在人体中传播时不发生衍射。又由于 X 射线的传播速度与所穿过的人体组织基本无关,这样,它在人体中传播时的折射指数为 1。这也正是 X-CT 可能获得高分辨率图像的原因。

此外,X 射线与超声在人体中不同的传播特性也决定了它们各自在临床中的适用范围。例如,脉冲回波式超声对观察腹部脏器结构是很适合的,因此,各个器官之间、器官与病灶间的界面对超声波会形成强烈的反射,从而使这些界面在回波图像中清晰可见。相反,用 X 射线探查腹部时则很难分辨出内部的脏器,因为这些组织对 X 射线的衰减相差不多。实际上,透射 X 射线成像对人体软组织的分辨能力是很差的。但是,在对胸腔的检查时,超声波方法就不行了。这主要是因为胸腔内有肋骨及肺叶中的空气,它们与周围媒质间的声阻抗相差甚大。超声传播过程中遇到这类声阻抗明显变化的界面,绝大部分的能量都会被反射回来,从而无法继续深入人体。超声成像用于心脏检查时只能通过肋骨间的缝隙将超声波射入体内或用食管探头从腔内采集数据。相反,用 X 射线来探查胸腔则是很成功的。因为空气、软组织和骨骼对 X 射线有明显不同的衰减系数,从而使得 X 射线在穿过人体后会出现明显不同的强度变化。或者说,所得的图像具有较大的对比度。由上述可知,超声与 X 射线成像适用于不同的部位,而在许多情况下它们起到了互补的作用。目前,已有的统计数据表明,诊断中使用的超声波照射水平不会对人体造成伤害。由于超声成像中对人体无损、无创,因而在临床中得到了越来越广泛的应用。特别是对那些敏感的区域,如胎儿与眼部的检查,使用超声检查要比 X 射线安全得多。不过,对发育初期的胚胎,即便是超声方法也应慎用。

1.2.2 解剖形态学成像与功能成像

X 射线成像所能显示的是人体结构的解剖学形态,对疾病的诊断也主要是根据形态上的变化,它较难在病理研究中发挥作用。尽管放射性同位素图像的分辨率是比较低的,但是它能直接提示脏器功能,特别是代谢方面的问题,目前,它已成为临床中不可缺少的诊断工具。

实际上,功能成像在临床诊断与医学研究中已越来越显示其作用。功能成像一般可以分为有源的和无源的两类。将某种放射性物质引入人体内,通过在体外检测其辐射能量来判断某个脏器的功能,属于有源的方法。直接检测人体在生存过程中产生的围绕人体的物理场及各种辐射,同样可用于脏器功能的检查,这种方法属于无源的方法。例如,测定红外热辐射可了解皮肤毛细血管中的血流状态,人体电场与磁场的测定可用于判断心脏、大脑和肌肉的生物电活动等等。尽管许多功能成像方法得到的图像分辨率较低,但它所提供的关于脏器功能方面的信息却越来越得到人们的重视。

目前,X 射线、超声及核医学成像是临床中应用最广泛的成像技术。值得提出来的是,在最近十多年中日趋成熟的磁共振成像技术具有对人体无损、无电离辐射等优点,并具有 X-CT 同样高的图像分辨率。此外,磁共振图像不仅能提供组织形态方面的信息,而且可以提供有关脏器功能及组织化学特性方面的信息,是一种很理想的成像方法。

1.3 医学成像技术的发展趋势

随着计算机技术、数字图像处理技术及其他相关技术的发展,医学成像技术将还会有更大的发展。从总的发展趋势看,医学图像是向着从平面到立体、从局部到整体、从静态到动态、从形态到功能等方向发展。用更准确的术语来说,这就是要获得多维图像(multi-dimensional images)、多参数图像(multi-parameter images)与多模式图像(multi-modality images)。

由于三维图像在诊断与治疗中的重要意义,它仍然会是今后一段时间里的研究热点。目前,在三维医学成像领域中,比较成功的是以 X-CT、磁共振 CT 及数字减影图像的数据为基础构成的三维图像。其他领域(例如超声成像系统)中的三维成像还需要做更多的研究。动态显示的三维图像实际上就是空间三维坐标加上时间变量的四维图像。获得随时间变化的动态三维图像的关键是要加快数据采集与处理的速度。由于医学图像,特别是三维图像,处理的数据量非常大,因此,研制高速图像处理系统的硬件与软件势在必行。

另外,为了扩大医学图像在临床诊断中的应用范围并提高诊断的有效性,往往希望能得到同一断面的不同参数的图像。例如,磁共振成像中在不同的成像条件下可以获得同一断面但分别反映质子密度、弛豫时间 T_1 或 T_2 的图像,这就是多参数成像的一个例子。针对不同的需要不断研究新的成像方法,并研究发现那些对疾病诊断敏感的成像参数,也将成为研究的热点,它将为医学图像开辟更广阔的应用领域。

不同的成像方法(X-CT,MRI,PET 成像等)具有它们各自的特点。不同来源的图像分别携带着不同的信息。例如,X-CT 与 MRI 图像所提供的人体断面解剖结构是很清晰的,而在反映脏器的功能方面,放射性同位素又有其独到之处。如果把不同来源的图像经过一定的坐标变换后融合在一起,医生就能从一幅图像上同时获得关于病人脏器的解剖形态与功能的多种信息,这种所谓的"多模式图像"必将在今后的临床诊断与医学研究中发挥重要的作用。总之,多维、多参数及多模式图像在临床诊断(包括病灶检测、定性,脏器功能评估,血流估计等)与治疗(包括三维定位、体积计算、外科手术规划等)中所能发挥的重要作用是确定无疑的。在即将到来的计算机技术与信息通信网络高度发达的年代里,医学图像(包括成像、图像处理、图像管理与通信等)还将会有更大的发展。特别是随着信息高速公路的实施,世界将真正进入一个图像的新纪元。

医学成像技术发展到今天,各种方法互相补充,日臻完善,为现代的医学研究、临床诊断提供了非常有效的手段,特别是最近 X 射线治疗刀和 γ 射线治疗刀以及强聚焦超声技术的发展,把现代医学成像技术和放射治疗手段结合在一起,为征服许多顽固病症(如癌症等)提供了可能性,医学成像技术在诊断和治疗领域的重要性愈发显得突出。可以预见,将来生命科学和医学上的许多疑难问题将依赖于医学成像技术的发展和完善而得到解决。医学成像技术在消除人类疾病、探索生命奥秘等方面做出了非常重要的贡献。

思考题与习题

1.1　简述医学成像技术的发展历史与发展现状。

1.2　为什么医学成像技术在临床医学研究、诊断和治疗中有十分重要的作用?

第2章
超声成像技术

由于超声成像能直观地观察到人体的一些组织和器官的图像,特别是能得到 X 射线摄影不能显示的软组织的图像,并具有可实时、动态观测的优点,而且仪器操作方便和安全,价格也较便宜,因此,超声成像已成为医学临床诊断最基本的工具之一,得到了广泛的应用。

20 世纪初,物理学家朗之万(Langevin)首次研制了石英晶体超声发生器,20 世纪 40 年代开始了超声医学应用的研究。1952 年,Wild 首次把脉冲反射法(A 型)用于医学诊断,但该法只能给出回波时差的显示,尚不能直接给出人体器官的图像,故得到的临床诊断信息较少。与此同时,Howry 和 Bliss 开始研究超声切面成像,该技术以 A 型为基础,采用探头扫描的方法,可呈现人体器官的切面图像,称为 B 型超声诊断仪。

20 世纪 50 年代以后,研究者致力于改进和解决切面图像的缺点和提高图像质量的一些问题,包括:

①早期 B 型扫描装置采用单探头手动扫描,扫描速度太慢,因而在诊断某些活动器官或部位(如跳动的心脏、活动的胎儿等)时图像模糊不清;

②横向分辨率低;

③对多界面反射检出率低;

④图像无灰度等。

近年来,超声成像技术的发展主要表现在以下几个方面:

①在各种新型显像仪中,多使用数字扫描转换器(Digital Scan Converter,DSC)及灰度显示,使图像有高质量的灰度;

②采用换能效率高和指向性好的换能器材料制造探头;

③使用动态可变孔径技术改善近区图像,又使用动态滤波法改善远区图像;

④采用"实时"技术,使检查由静态发展为动态;

⑤现代的成像技术中还配用了计算机、黑白监视器、光学录像等;

⑥目前正在发展的技术还有超声彩色显像、超声全息成像等。

总之,回顾超声诊断技术的发展过程,第一次重大突破是使用了灰度显像,使超声技术进入了医学临床实用阶段;第二次突破是发展了"实时"技术,大大扩展了超声诊断的应用范围;第三次,即目前正在发展的计算机与超声技术的结合,例如,超声计算机断层扫描技术,以及超声全息成像技术。

超声医学发展的另一方面是超声诊断学。首先,由于超声图像质量的不断提高,为临床诊断提供了更多的和可靠的信息和依据。其次,由医生根据生理、病理、解剖基础,积累大量病变的图像资料,制定了对不同疾病的诊断标准。国内自1958年开始实验超声应用以来,至今已积累了丰富的经验,应用范围也在不断扩展。目前国内应用最多的是B型切面显像仪,用于检查肝、胃、肠、脾、肾、乳房、子宫、卵巢等器官软组织的各种疾病(特别是肿瘤),已成为一种有效的基本手段。其次是M型诊断仪,用于辨别心脏、胎儿等的运动状态和功能异常检测。近年多普勒超声诊断仪正在得到广泛的应用,特别是对心脏血管疾病的诊断。

2.1 超声波的基本特性及其在生物组织中的传播

2.1.1 超声波的基本特性及其应用

1)定义

超声波是一种在弹性介质中传播的较高频率的机械振动(机械波),频率范围为 $2 \times 10^4 \sim 10^{10}$ Hz 的高频声波。

2)产生条件

①声源——超声换能器;

②弹性介质(气、液、固体等)。

3)特性及应用

①特性:它具有声波的基本性质;但其频率高、波长短、成束传播,能量集中于束内,指向性好,具有类似于光线的一些特性,即束射性、明显的衍射性等。

②应用:

a. 产生击碎、凝聚、乳化等效应;

b. 穿透能力强,能对人体组织进行有效探测,为超声诊断和理疗提供了基础。

因声源取消,超声停止传输,故对人体应用超声检查和治疗均无剂量积累,在诊断剂量内使用,对人体安全无损。

2.1.2 超声波的类型及超声场

(1)超声波的类型

声波由于振动方式和传播方式的不同,可以分为纵波、横波、表面波等类型,又可按发射方式分为连续波和脉冲波。在超声诊断中最常用的是纵波。

①连续波:一般为等幅正弦波,频率、幅度稳定。

②脉冲波:一般为阻尼衰减震荡波。

如图2.1所示,超声波具有如下特征量:

a. 脉宽:即脉冲持续时间;

b. 重复周期:即脉冲周期,两相邻脉冲前沿相隔的时间;

c. 重复频率:每秒钟内的脉冲数,通常为50~2 000 Hz;

d. 静止时间:超声发射停止时间,即两脉冲间隔时间。

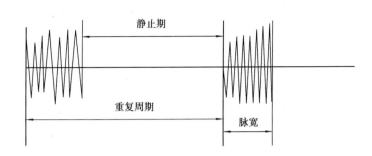

图 2.1

(2)描述超声场的物理量

1)超声场

超声在介质中的传播是依靠介质的压缩和张弛来进行的,故充满超声的介质空间称为超声场,描述它的物理量有:声压、声阻抗、声功率、声压级和声强级。

2)超声波的传播速度

声波在介质中传播的速度受介质密度和弹性的影响,在比波长大得多的空气和液体中传播的纵波,其速度为

$$C = \sqrt{\frac{K_a}{\rho}} \tag{2.1}$$

式中　K_a——体积膨胀系数;

　　　ρ——介质平均密度。

对于固体,纵波传播速度可表示为

$$C_D = \sqrt{\frac{K + \left(\frac{4}{3}\right)\mu}{\rho}} = \sqrt{\frac{E(1-\sigma)}{\rho(1-2\sigma)(1+\sigma)}} \tag{2.2}$$

式中　μ——剪切模量;

　　　E——弹性模量;

　　　σ——泊松比。

人体的绝大部分组织是软组织,其声学性能与水接近,其中传播的基本上是纵波。但由于传播条件的改变会发生波型转换,如超声波通过骨骼时会发生由纵波转变为横波。人体一些组织的密度、声速和特性阻抗测试数据列于表 2.1 中。

3)声压和声强度

超声波在介质传播过程中,介质的质点密度时疏时密,故声压是随波动频率而变的一种压力波。在超声诊断中常用的是平面波和球面波。对于平面波,其声压 P 可表示为

$$P = \rho CV = \rho CV_0 \sin\omega t \tag{2.3}$$

式中　V——质点运动速度;

　　　V_0——幅值。

声压单位为微巴(μbar),1 μbar = 1 达因/厘米^2。

为了比较两个声压的大小通常应用声压级,即分贝(dB)表示某一声压 P_i 与参考声压 P_0 的比值:

$$L_P = 20 \log \frac{P_i}{P_0} \tag{2.4}$$

表 2.1　人体正常组织的密度、声阻抗和特性阻抗

介质名称	密度 /(g·cm⁻³)	超声纵波速度 /(m·s⁻¹)	特性阻抗 /(×10⁵瑞利)	测试频率 /MHz
血液	1.055	1 570	1.656	1
血浆	1.027	—	—	1
大脑	1.038	1 540	1.599	1
小脑	1.030	1 470	1.514	
脂肪	0.955	1 476	1.410	
软组织(平均值)	1.016	1 500	1.524	1
肌肉(平均值)	1.074	1 568	1.684	1
肝	1.050	1 570	1.648	1
肾	—	1 560	—	1
脑脊水	1.000	1 522	1.522	
颅骨	1.658	3 860	5.571	1
甲状腺	—	—	1.620 ~ 1.660	
胎体	1.023	1 505	1.540	
羊水	1.013	1 474	1.493	
胎盘	—	1 541		
角膜	—	1 550	—	
水晶体	1.136	1 650	1.874	
前房水	0.994 ~ 1.012	1 495	1.48 ~ 1.513	
玻璃体	0.992 ~ 1.010	1 495	1.48 ~ 1.510	
巩膜	—	1 630		
空气 22 ℃	0.001 18	344.8	0.000 407	

超声波在单位时间内通过垂直于传播方向上单位面积的声能量称为超声强度。对于平面连续波,其强度 I 为

$$I = \frac{1}{2} \frac{P_m^2}{\rho C} = \rho C V_m^2 = \rho C \omega^2 \xi_m^2 \tag{2.5}$$

式中,P_m, V_m 和 ξ_m 分别是声压、质点位移速度和质点位移的最大值,若用它们的有效值 P, V 和 ξ 表示,则

$$I = \frac{P^2}{\rho C} = \rho C \omega^2 \xi^2 \tag{2.6}$$

超声强度的单位是瓦/厘米²(W/cm²)或毫瓦/厘米²(mW/cm²)。对于平面波,超声的总功率为强度与面积的乘积,即

$$W = IS \tag{2.7}$$

另外,超声能量密度定义为单位体积内的声强度,即

$$J = \frac{I}{C} \tag{2.8}$$

通常用强度级或功率级来比较两个强度或功率的差别,它们为

$$L_W = 10 \log \frac{W_i}{W_0} \tag{2.9}$$

$$L_I = 10 \log \frac{I_i}{I_0} \tag{2.10}$$

4）特性阻抗

超声在介质中传播过程会发生能量的损耗,表征这一特性的是特性阻抗。弹性介质的特性阻抗规定为自由平面行波中一点的有效声压对该点的有效质点速度之比,它等于介质中声速（C）和它的密度 ρ 的乘积,即

$$Z = \rho C \tag{2.11}$$

考虑到一般情况下声场中给定点的声压强和质点速度都是复数量,故特性阻抗的一般化定义为声场中给定点的声强与质点速度的复数比,即

$$Z_{sp} = P/V \tag{2.12}$$

特性阻抗对介质界面上超声的传播特性有重要影响,故它是超声医学中的一个重要物理量。特性阻抗的国际单位是瑞利（1 瑞利 = 1 g/（$cm^2 \cdot s$））。

2.1.3　超声波在生物组织中的传播

（1）超声在声学界面上的反射和透射

平面波在两种界面上会发生反射现象。若反射界面尺寸大于超声波束的横截面,则发生镜面反射。探查人体的超声频率一般为 1~10 MHz,因此,在肝、肾的被膜和胆囊等界面上会发生镜面反射。

超声传播过程中,在两种介质的界面两侧必须服从两个边界条件,即两侧的总压强相等和进边界的质点速度等于出边界的质点速度。

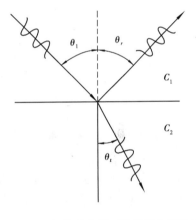

图 2.2　超声波在界面的反射和折射

由图 2.2 可见:

$$P_i - P_r = P_t \tag{2.13}$$

$$v_i \cos \theta_i - v_r \cos \theta_r = v_t \cos \theta_t \tag{2.14}$$

式中　P_i, P_r, P_t——入射波、反射波和透射波的声压瞬时值;

　　　v_i, v_r, v_t——界面的质点在入射、反射和透射方向的速度瞬时值。

引入特性阻抗的表示式（2.12）,则

$$\frac{P_i}{Z_1} \cos \theta_i - \frac{P_r}{Z_1} \cos \theta_r = \frac{P_t}{Z_2} \cos \theta_t \tag{2.15}$$

所以声压的反射系数 α_{pr} 和透射系数 α_{pt} 分别为

$$\alpha_{pr} = \frac{P_r}{P_i} = \frac{Z_2 \cos \theta_i - Z_1 \cos \theta_t}{Z_2 \cos \theta_i + Z_1 \cos \theta_t} \tag{2.16}$$

$$\alpha_{pt} = \frac{2Z_2 \cos \theta_i}{Z_2 \cos \theta_i + Z_1 \cos \theta_t} \tag{2.17}$$

式中　Z_1, Z_2——介质 1 和 2 的特性阻抗。

在垂直入射时，即 $\theta_i = \theta_r = \theta_t = 0$，则

$$\alpha_{pi} = \frac{Z_2 - Z_1}{Z_2 + Z_1} = \frac{R - 1}{R + 1} \tag{2.18}$$

$$\alpha_{pt} = \frac{2Z_2}{Z_2 + Z_1} = \frac{2R}{R + 1} \tag{2.19}$$

式(2.18)和式(2.19)分别为正向透射的声压强反射率和透射率，$R = \dfrac{Z_2}{Z_1}$ 是两介质界面的特性阻抗比。

将特性阻抗 $Z = \rho C$ 代入式(2.5)和式(2.6)，同样可以证明，在两介质界面超声强度 I 的反射率 α_{Ir} 和 α_{It} 分别是：

$$\alpha_{Ir} = \left(\frac{Z_2 \cos\theta_i - Z_1 \cos\theta_t}{Z_2 \cos\theta_i + Z_1 \cos\theta_t} \right)^2 \tag{2.20}$$

$$\alpha_{It} = \frac{4Z_2 Z_1 \cos^2\theta_i}{(Z_2 \cos\theta_i + Z_1 \cos\theta_t)^2} \tag{2.21}$$

在垂直入射条件下，即 $\theta_i = \theta_r = \theta_t = 0$，则

$$\alpha_{Ir} = \left(\frac{R - 1}{R + 1} \right)^2 \tag{2.22}$$

$$\alpha_{It} = \frac{4R}{(R + 1)^2} \tag{2.23}$$

当界面两侧介质的特性阻抗差别大时，例如，$R \gg 1$，则 $\alpha_{It} \cong 4/R$；若 $R \ll 1$，则 $\alpha_{It} \cong 4R$。表 2.2 给出了纵波声波垂直投射于两种生物物质平面界面上的强度反射率，用比全反射低的分贝数表示。例如，水和脂肪界面的强度反射较全反射低 29 dB，水和肌肉界面上的强度反射较全反射低 23 dB，故水和肌肉界面反射较水和脂肪界面的反射率大。

(2)软组织对超声波的体散射

超声与生物组织之间的相互关系基本上可以分为两类：

①吸收过程：声能在作用位置被生物组织先后吸收，转化为其他形式的能量；

②散射过程：声能在作用位置上被重新辐射出去，但辐射波的振幅和波前指向等与入射波不同。

下面讨论生物软组织对超声的散射。若在平面波的声场中置一靶体，则靶体表面上惠更斯波源的贡献与投射波之间的干涉作用决定了声场的总扰动。靶体对声波的散射是靶体散射截面的函数，靶体散射截面是指靶的总散射功率与入射波强度之比。

声场中的单靶散射分 3 种情况：

①靶体远大于波长，于是在声学界面上发生镜反射现象，并在靶体后方出现声影。若发生全反射，则散射截面 $S = 1$。所以前述的镜面反射是散射现象的特例。

②靶体远小于波长，于是投射波在全方位被散射。对于球形靶体，它的散射截面 S 与球体半径 a 及波长 λ 之间有如下关系：

$$S \propto k^4 u^6 \tag{2.24}$$

其中，$k = 2\pi/\lambda$。实验分析表明，血液中红细胞的散射截面约是它的集合投影面积的 10^{-4} 倍。在全血散射中，血细胞和血小板对散射的贡献可以忽略不计。

表 2.2　纵波垂直投射于两种介质平面界面上的强度反射率

类别	空气	加拿大树脂	铝	黄铜	蓖麻油	水银	有机玻璃	聚乙烯	水	眼前房液	血液	脑	脂肪	人体软组织	肾	水晶体	肝	肌肉	颅骨	脾	玻璃体
非生物介质	空气																				
	0.0	加拿大树脂																			
	0.0	2.9	铝																		
	0.0	1.4	8.9	黄铜																	
	0.0	9.0	1.4	0.7	蓖麻油																
	0.0	23	27	9.8	1.3	水银															
	0.0	30	3.1	1.5	8.4	2.9	有机玻璃														
	0.0	12	1.8	0.4	18	2.1	11	聚乙烯													
	0.0	9.4	1.4	0.6	34	1.3	8.7	19	水												
生物介质	0.0	9.5	1.4	0.7	32	1.3	8.8	20	43	眼前房液											
	0.0	10	1.5	1.0	25	1.4	9.6	23	28	—	血液										
	0.0	10	1.5	0.7	26	1.4	9.4	22	30	—	51	脑									
	0.0	8.6	1.4	0.6	35	1.2	8.0	17	29	—	22	—	脂肪								
	0.0	11	1.5	1.0	24	1.4	9.7	24	26	—	—	—	—	人体软组织							
	0.0	10	1.5	0.8	24	1.4	9.7	24	26	—	44	—	22	—	肾						
	0.0	12	1.8	0.8	18	1.6	11	32	19	20	—	—	—	—	—	水晶体					
	0.0	11	1.6	1.0	23	1.4	9.9	25	25	—	38	—	21	—	—	41	肝				
	0.0	12	1.6	0.8	21	1.5	10	28	23	—	31	—	20	—	—	32	37	肌肉			
	0.0	7.1	8.1	3.6	3.8	7.0	7.5	4.2	3.3	—	3.6	3.6	—	—	—	—	—	3.8	颅骨		
	0.0	11	1.6	0.8	23	1.5	9.8	25	26	—	41	—	21	—	—	45	50	35	—	脾	
	0.9	9.7	1.5	0.7	30	1.4	9.0	20	37	—	—	—	—	—	—	20	—	—	—	—	玻璃体

③靶体尺寸与波长相近。此条件下散射辐射的分布图形复杂,它与靶体大小以及靶体的特性阻抗有关。

人体各种组织在声学上是一种非均匀质结构,因此,不论入射超声束的方向如何,当它在软组织中传播时,在各个方位总可以检测到超声散射信号。这种散射信号与镜面反射回波不同,称为内回波(internal echoes)。与垂直于界面的镜反射信号比较,内回波的振幅要小得多。形成内回波的生物物质有:细胞与小管道之间的界面,不同类型细胞之间的界面等。表 2.3 给出了一些生物材料之间界面回波信号的振幅范围。其中,软组织-空气界面的回波振幅最大,以此为标准,标记为 0 dB,其回波信号电压的典型值为 10 V。软组织-骨界面回波信号次之,约 -20 dB,软组织与软组织之间界面回波振幅一般为 -40 ~ -20 dB。

以上 3 种都是指镜面反射信号,它们的振幅与投射角密切相关,平均而言,投射角改变 1°,振幅下降 20 dB,故镜面反射信号振幅变化较大。内回波信号振幅一般在 -40 ~ -20 dB,其中,胎盘内含物回波最强,表明从声学角度看其结构的非均匀性强;而脑组织在声学上结构较均匀,因此内回波最小。在超声医学诊断中,通过接收这种非镜面反射的散射内回波,对观察一些器官和组织的微细结构有重要意义。

从表 2.3 中还可知,在超声显像图中,若显示器有效的动态范围是 20 dB,则为了充分显示由内回波信号表征的人体软组织内部结构图像,可设计其显示电平为 100 mV ~ 1 V。从图中斜线划出的范围可见,内回波基本可包括在显示器的动态范围内。从上述方法获得的超声图像称为 B 型灰度回波图。在灰度回波图中,可同时反映镜回波和内回波信号,提高了检测器官和组织的可靠性。特别是内回波的大小和分布与组织内部结构有关,故可根据灰度回波图识别器官及组织内的恶性病变。另外,充液结构内部是均匀的,不产生内回波,这种结构即使很小也可以从灰度回波图上识别出来,从而可简便地区别囊性及固态结构。

表 2.3　生物界面的回波振幅

	10 V	0 dB	*	软组织 – 空气	
饱和	1 V	−20 dB	*	软组织 – 骨	大界面
显示单元的灰级	100 mV	−40 dB	*	皮肤 – 软组织 脂肪 – 肌肉	
不显示	10 mV	−60 dB	*	血液 – 脑 胎盘	
			*	肝	
回波振幅	1 mV	−80 dB	*	肾	小的内界面
	100 μV	−100 dB	*	脑	
	10 μV	−120 dB	*	电子噪音	

(3)超声在生物组织中的衰减和吸收

超声在生物介质中传播时,其强度随传播距离的增加而减小,称为声能的衰减。超声衰减的原因有两大类:一类如前所述,是在传播过程中由于声束的扩散及散射等现象,使超声沿传播方向的能量逐渐减小;另一类是由于介质的吸收,将声能转换成热能等而使声能逐渐减小。

设超声波进入某种介质时声压是 P_0,通过距离 x 后的声压 P 为

$$P = P_0 e^{-\alpha x} \tag{2.25}$$

同样,x 处的声强度由 I_0 减小到 I:

$$I = I_0 e^{-2\alpha x} \tag{2.26}$$

式中　α——介质吸收系数。

若只考虑一种介质中因其粘滞性和导热性而产生的吸收作用时,α 可表示为

$$\alpha = \frac{2\pi^2 f^2}{C^3}\left[\frac{3\eta}{4\rho} + \frac{\kappa}{\rho}\left(1 - \frac{1}{\gamma}\right)\right] \tag{2.27}$$

式中　f——超声频率;

　　　C——声速;

　　　ρ——介质密度;

　　　η——介质粘滞系数;

　　　κ——介质热传导系数;

γ——定压比热与定容比热的比值。

由式 2.27 可知,吸收系数随频率 f 的平方增加,与声速 C 的三次方成反比,故超声在空气中被强烈吸收,当频率为 10^4 Hz 时,超声几乎不能穿透空气层。在超声诊断中,其分辨率随频率的增加而提高,理论上最高分辨率可接近半波长。为了尽可能详细地观察组织的细微结构,希望选择高频率的超声。但是,随着频率增加其能量衰减也急剧增加,严重地限制了检查深度,因此,实用时应合理地综合考虑分辨率和穿透深度两种因素。

对衰减和吸收系数的测量一般采用 dB/cm,即每通过 1 厘米衰减多少分贝。实用时还有一种衰减半价层指标,即声强度从入射点衰减到一半的距离。表 2.4 列出了一些生物物质在不同频率下的吸收系数和半价层。

表 2.4　人体一些组织的超声吸收系数及半值层

介质名称	频率/MHz	振幅吸收系数/cm^{-1}	半值层/cm
血液	1.0	0.02	35
脂肪	0.8	0.05	6.9
肌肉	0.8	0.1	3.6
肝	1.0	0.15	2.4
颅骨	0.8	1.5	0.23

由于生物组织结构的复杂和非均匀性质,其吸收系数往往不是式(2.27)那样的确定关系。对一些生物物质的实验结果,其吸收系数与超声频率的关系如图 2.3 所示。由图可见,材料的结构愈复杂,吸收情况亦趋复杂。如简单的尿素分子有 α/f^2 = 常数,但对脑组织、肝匀浆等,其曲线的斜率在 1 MHz 附近,数值介于 1 和 2 之间,频率增高时,它们的斜率趋于 2。

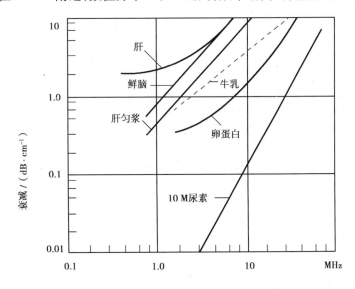

图 2.3　一些生物物质吸收系数与频率的关系

生物组织的超声吸收系数与温度有关。例如,在吸收系数与温度的关系图中,哺乳动物脑组织吸收系数的最大值随频率的升高而下降,且移向高温区。从分子水平考虑,生物组织中的蛋白质是吸收超声的主要成分。例如,胶原蛋白是脊椎动物的结缔组织的主要蛋白质成分,胶原的静态及动态低频弹性模量比软组织大约高 1 000 倍以上。由于声速与弹性模量的平方根成正比,因此,与软组织-软组织界面相比,软组织-胶原组织界面超声有更大的反射率。许多实验表明,超声在生物组织中的衰减与组织中胶原蛋白的含量有密切的关系。可用指数函数近似地描述为

$$A = 0.11W^{0.51} \tag{2.28}$$

式中　A——超声衰减,cm^{-1};

　　　W——胶原蛋白的含量(湿重百分比)。

再考虑到由于反射、散射等因素造成的超声衰减,超声在软组织中的平均衰减约为 1 dB/(cm·MHz)。例如,若超声频率为 2 MHz,在软组织中穿透 10 cm 后,信号的振幅平均下降 20 dB。

2.2　超声探测的物理基础

在超声成像中,首先遇到的问题是超声的发射和接收。一般是用换能器将高频点振荡转换为超声振荡,向人体发射超声,然后再把从人体反射回来的超声通过换能器转换为便于观察的电信号显示出来,并根据信号的显示进行疾病的判断,因此,超声的发射和接收质量直接关系到超声诊断的水平。

2.2.1　超声波的发射和接收

产生超声波的方法很多,目前,医学超声诊断中使用最普遍的方法是压电法。

(1)压电效应

对某些各向异性的物体(单晶体和多晶陶瓷材料)加以压力作用就能产生电场的分布,这种效应即压电效应。具有这种性能的材料称为压电材料。压电材料不仅具有压电效应,而且具有逆压电效应。

(2)逆压电效应

逆压电效应是指压电材料在电场作用下发生形变,导致压电材料的伸缩即逆压电效应。

对压电材料两侧施加交变电压,那么它就发生交替的压缩和拉伸,从而产生振动,振动的频率和所加交流电压的频率相同。若此频率在超声范围内,则产生的超声在弹性介质中传播出去,即超声波。通常压电效应称为正压电效应(机械能→电能),而逆压电效应又称为电致伸缩现象,其本质是被束缚在晶格中的电荷与外加的电场相互作用而产生机械变形:

电能──→机械能──→形成振动──在弹性介质中传播──→超声波

压电材料通常为单晶体(石英等)及多晶体(压电陶瓷等),在超声诊断中用得较多的是人工烧结的压电材料,即压电陶瓷如钛酸钡、钛酸铅、锆钛酸铅(PZT)等。

综上所述可知,超声诊断中的发射是指把电能变为声能,利用的是压电材料的逆压电效应即电致伸缩,接收是指把超声能变为电能。因此,具有压电效应的压电材料又称为电声转换元件或超声换能器。

2.2.2　换能器

（1）压电效应和电-声转换

能将电能转换成机械能（或声能）以及将机械能（或声能）转换为电能的材料有多种，在超声诊断中广泛应用的是压电材料。在片状压电材料上加一压力，则两个电极面上将产生电荷，称为正向压电效应。反之，在压电材料两端加上交变电场时，则压电材料发生与交变电场同频率的机械振动，称为逆压电效应。关于压电现象的基本性质前面已做了说明。在超声诊断中应用的换能器压电材料有两类，即自然生产的单晶体和人工烧结的多晶体压电材料。单晶体压电材料有石英、硫酸锂、碘酸锂、铌酸锂、酒石酸钾钠等，人工烧结的铁电体压电材料有钛酸钡、钛酸铅、锆钛酸铅（PZT）等。表 2.5 列出了不同压电材料的一些主要性能。

表 2.5　一些压电材料的性能

项　目 材料名称	化学符号	振动方式	切割方向	发射常数 $d/(\times 10^{-12}$ m · V$^{-1})$	接收常数 $g/(\times 10^{-2}$ V · m · N$^{-1})$	机电耦合系数 k_t
X 切割石英	SiO$_2$	厚度振动	0°X	2.31	5.0	0.1
Y 切割石英	SiO$_2$	切向振动	0°Y	4.6	1.8	0.14
钛酸钡	BaTiO$_3$	厚度振动	0°Z	190	1.8	0.38
PZT-4		″	″	289	2.6	0.51
PZT-5A		″	″	374	2.48	0.49
PZT-7A		″	″	150	3.98	0.50
PZT-8		″	″	225	2.5	0.48
钛酸铅	PbTiO$_3$		″	58	3.3	0.43
硫酸锂	Li$_2$SO$_4$ · H$_2$O	″	0°Y	16	17.5	0.30
碘酸锂	LiIO$_3$	″	0°Z	—	—	0.51
铌酸锂	LiNbO$_3$	″	35°Y	6.0	2.3	0.49

项　目 材料名称	密度 /(g · cm^{-3})	速度 /(m · s^{-1})	特性阻抗 /($\times 10^5$ 瑞利)	机械 θ	居里点 ℃	介电常数 ε	频率常数 /(MHz · mm)
X 切割石英	2.56	5 740	15.2	10^6	550	4.5	2.87
Y 切割石英	2.65	3 850	10.2	10^6	550	4.6	1.93
钛酸钡	5.7	5 470	30	300	115	1 700	2.6
PZT-4	7.5	4 000	30	500	328	1 150	2.0
PZT-5A	7.75	4 350	33.7	75	365	1 500	1.89
PZT-7A	7.6	4 800	33.8	600	350	425	2.1
PZT-8	7.6	4 580	33	1 000	300	1 000	2.07
钛酸铅	7.72	4 240	32.8	1 050	460	150	2.12
硫酸锂	2.06	5 470	11.2	—	75	10.3	2.73
碘酸锂	4.47	4 130	18.5	—	256	6	2.06
铌酸锂	4.64	7 400	34.8	10^5	1 200	39	3.7

对应用于超声诊断的压电材料，可用以下 3 种系数来判断其性能：

①压电常数 d 和 g；

②介电常数 ε^T（压电材料为自由扎时的介电常数），它与压电常数的关系有

$$d = g\varepsilon^T \qquad (2.29)$$

③机电偶合系数。机电偶合系数 K 表示将电能转换为机械能的性能：

$$K^2 = \frac{E_{机}}{E_0}$$

式中　$E_{机}$——储存的机械能；

　　　E_0——总储存能量。

（2）换能器的结构

①单元换能器　单元换能器是由一片压电晶体组成，其基本结构如图 2.4 所示。它可以分为以下 3 部分：

a. 压电振子　即压电晶体或压电陶瓷，一般呈圆形，二面被有金属层作为电极，其直径 ϕ 为 5 ~ 30 mm，厚度由频率决定；

b. 保护层　用以保护压电振子不被磨损或破坏。为保证超声波能全部穿透它，对其声特性阻抗 z 和厚度 d 都有要求，一般取 $d = \lambda/4$；

c. 吸收块　对其要求有两点：一是其声阻抗与振子材料的声阻抗要相近，使超声波能透入吸收块而不被反射；二是其衰减系数应很大，能吸收全部超声波能量而不再反射回振子中去。常用环氧树脂内掺钨粉或环氧树脂内掺薄壁玻璃珠作为吸收块材料。

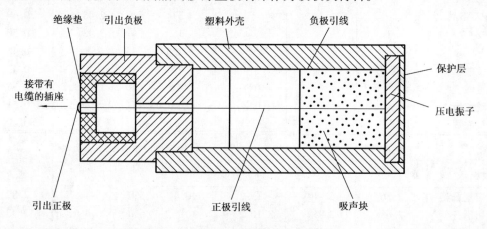

图 2.4　单元超声换能器的基本结构

②多元换能器　多元换能器由若干个小振子（阵元）组成，一般有 20 ~ 256 个阵元。它们可以是线列阵（直线排列），也可以是方阵。图 2.5 是一种线列阵，用于 B 型超声诊断仪中。各分割电极间在电气上是相互独立的，当各阵元上不是同时而是依次给以电激励时，就可形成扫描式超声束。

此外，还有超声多普勒换能器，即发射和接收相互分开的换能器，它又分为分隔式、重叠式等。

（3）谐振与频率常数

当交变电压加在圆片形压电材料时，压电片即产生与交变电压相同的机械振动，并向介质辐射出超声，但只有当压电片上表面发出的振动波经过厚度 l 到达下表面时正好为半个波长，下表面的振动才能与上表面传下来的振动同相位，而使振动幅度相加，超声辐射的能量最大。

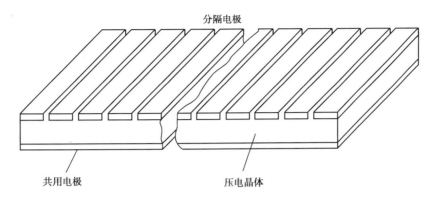

图 2.5　多元换能器基本结构

声学上称满足这一条件的频率为压电振子的基频,在此条件下压电振子的工作状态称为谐振。若令 C_T 为压电片中的声速,l 为其厚度,则

$$l = \frac{\lambda}{2} = \frac{C_T}{2f}, \text{或} f = \frac{C_T}{2l} \tag{2.30}$$

$$f \cdot l = \frac{C_T}{2} \tag{2.31}$$

从式(2.31)可知,压电片的厚度 l 和频率的乘积是一常数,声学上称为频率常数。同理,当压电片厚度为半波长的奇数倍时都将发生谐振。表 2.6 列出一些压电材料频率与厚度的关系。

表 2.6　几种压电材料频率与厚度关系

材料厚度 频率/MHz	X 切割石英	钛酸钡	PZT-4	PZT-5
0.5	5.74	5.2	4	3.8
1	2.87	2.6	2	1.89
2.5	1.15	1.04	0.8	0.76
5	0.57	0.52	0.4	0.38
10	0.287	0.26	0.2	0.189
15	0.192	0.173	0.133	0.126

(4)换能器的性能指标

在超声诊断中,换能器的性能直接影响诊断的水平,它是超声诊断仪的一种关键部件。一个换能器应该具备下面几个基本性能指标:

①谐振频率和反谐振频率;

②Q 值和带宽;

③在谐振频率和反谐振频率时的阻抗;

④机电转换效率;

⑤工作温度范围;

⑥换能器的声场特性;

此外,换能器的性能稳定性也是一个重要参数。

2.2.3 发射电路

常用的脉冲超声发射电路是产生短时间的脉冲电压去激励换能器,从而发射一个短时间的超声脉冲,此脉冲性能好坏,直接影响诊断的灵敏度和分辨率。发射的脉冲越窄,则仪器的纵向分辨率越好;发射的峰值电压越大,则探查灵敏度越高。现以 A 型超声诊断仪为例加以说明。

闸流管超声发射电路。通常用做脉冲激励源的电路,是用闸流管做开关器件的电容放电电路,如图 2.6 所示。在闸流管截止期间,电容器 C 由电源 E_0 经电阻 R 充电至电压 E_0,当正向同步脉冲加到闸流管栅极时使闸流管导通,电容器所充电荷经闸流管以及探头和电阻 R_0 并联的回路放电,将储存在电容器上的能量的一部分转给换能器,并由换能器转换成超声脉冲。

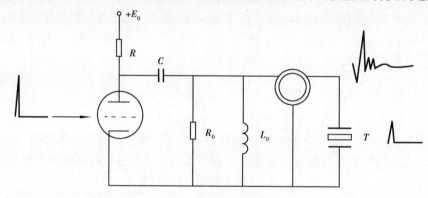

图 2.6 闸流管超声发射电路

电阻 R 和电容器 C 的数值选择原则是:

$$t \geqslant 3 \sim 5RC \tag{2.32}$$

式中,t——同步脉冲的重复周期。

这种电路的转换效率约50%,一般当电容为 3 000 pF,电源 E_0 用 800 V 时,能量为 5 J,每个脉冲转换到换能器的电能约 2 J/每脉冲。电路中 R_0 用来调节衰减振荡的阻尼时间,电阻 R_0 越小,发射的电脉冲越窄,但能量也越弱,电感 L_0 是用来抵消探头的静电容。用可控硅代替闸流管也可用做发射电路,发射的脉冲前沿一般约 0.3 μs,能满足超声诊断发射脉冲的要求。

2.2.4 接收放大电路

(1)接收放大器的性能

超声在人体内的回波信号一般都很弱,需要进行必要的放大后才能观察和分析,因此,接收放大器性能的好坏直接影响诊断仪的许多功能,如灵敏度、分辨率、盲区、动态范围等。今以 A 型诊断仪为例,说明对超声接收放大器的性能要求:

①放大器的增益、带宽以及适用的频率范围;

②放大器的抗干扰能力和信噪比;

③放大器过载后的恢复能力;

④放大器的动态范围或线性范围。

此外,还应考虑放大器的稳定性、寿命等。

（2）A 型诊断仪的接收电路

目前,常用的接收放大器有 3 种类型,如图 2.7 所示,它们的性能比较列于表 2.7 中。

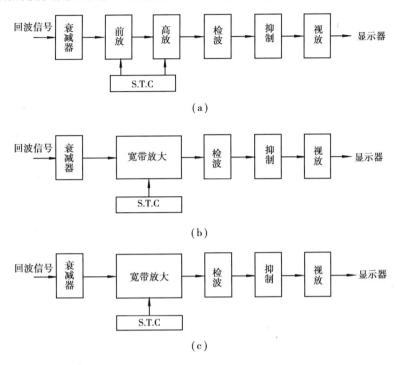

图 2.7　3 种放大器方框图

放大器的动态范围直接影响仪器的分辨率。对线性放大器而言,动态范围是指仪器中放大器的线性范围,即输入信号和输出信号呈线性比例关系的区域。一般用 dB 表示线性范围的大小:

$$L_{(线性范围)} \mathrm{dB} = 20 \lg \frac{U_{\lambda \max}}{U_{\lambda \min}} \qquad (2.33)$$

式中　$U_{\lambda \max}$, $U_{\lambda \min}$——线性区的最大、最小输入信号幅值。

对非线性放大器,其动态范围规定为,输出幅值和输入幅值满足某一规定函数关系的最大和最小输入值的比值以 dB 表示,该函数可以是对数、指数等。

表 2.7　3 种放大器性能比较

种类	增益带宽（$G\Delta f$)	信噪比	动态范围	过载能力	寿命	费用
a	好	高	可以	可以	可以	低
b	稍次	差	好	稍差	可以	稍高
c	好	可以	稍差	—	长	低

一个动态范围好的放大器,除能保持回波信号间真实的幅值比例外,还有利于做定量测量,有时采用对数放大器以增加仪器的动态范围。在超声诊断中,能量随距离的衰减会给诊断造成困难,使之难以发现远距离或介质衰减较大的脏器病变。为了兼顾远、近距离的探查能力,目前,超声诊断设备中一般都有深度补偿电路,常称为 S・T・C 电路,用以补偿由于距离

23

增大而造成的声能损失。深度补偿原理是:利用一个其增益随距离的增加与声能在被查介质的衰减规律相反的放大器,来抵消由声能的衰减所造成的幅值下降。

抑制电路是超声诊断中不可少的电路。它的作用是将各种杂散信号滤掉。视放级是将经检波、控制后的视频脉冲信号再次放大,以便有足够的电压幅度使示波管的电子束偏转。视放级电路多采用宽带放大器,为了增加动态范围,也有采用对数放大器的,如图 2.8 所示。

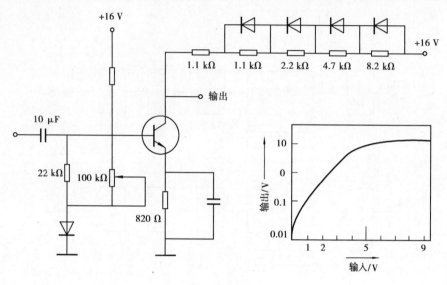

图 2.8　对数放大器

2.2.5　超声波成像仪的调节控制

(1)发射及接收调节

发射调节:有些仪器在发射级加衰减器以调节发射超声强度,并附有分贝读数定量。接收调节可分 3 部分:

①近程抑制　可减弱接近探头的组织内过强的回波光点,通常在 0 ~ 4 cm 段抑制 0 ~ 40 dB,调节至最合适时,可使皮下结缔组织、脏器浅部结构及其表层显示清晰。

②远程提升　用于补偿由于软组织吸收、衰减致使图形远区光点过少或过弱的问题。一般在 8 ~ 10 cm 段提升 0 ~ 5 dB/cm。

③增益调节　总增益调节可使整幅图像的回波点增密或稀疏,反复增减总增益可使某些较不明显的病变在一定条件下获得清晰的显示。但是,总增益过大会降低图像的分辨率。总增益调节一般为 20 ~ 80 dB。

动态范围调节:放大器的动态范围一般设计为 80 ~ 120 dB,可分级调节。动态范围宽时,固然可以收集到最大限度的信息量,但往往降低对比度。调节到合适的动态范围,可以突出图形中的病变区域。

(2)显示和记录

一般用磁偏转中余辉绿色或余辉黑白显像管对回波显示,应具有 γ 校正,辉度控制应适当。某些仪器示波屏上仅显示一幅 B 型图像,但有些具有数字扫描转换的仪器,可先在示波屏上储存一幅图像,然后再同时显示第二幅,以便前后对比观察,或并接两幅小视野图像使之成为大视野图像。在使用模拟式扫描转换器时,可显示多至 9 幅的图像。图像的记录可用普通或即显胶片,有些仪器加接磁带录像机,以录下脏器的动态活动过程。

此外,近年开发的仪器还具有以下功能:

①测距。多采用光标,测值准确,调节方便;

②字符显示。用键盘输入病人代号、性别、年龄、检查部位及脏器、检查日期等;

③部位及探头位置显示。用事先存储在数字扫描转换器内的简图,显示出腹部、背部等处线条图形,并可将探头放置位置及倾斜角一起显出;

④图像冻结装置。用开关使某一瞬间的图像停留并保持在示波屏上;

⑤局部放大。可将图像放大 2 ~ 4 倍,以便观察小区内的细微变化;

⑥图像轮廓增强及自动面积计算;

⑦用计算机进行操作程序和信号处理的自动化、定量化。

2.3 超声诊断成像

2.3.1 超声诊断概述

性能良好的超声诊断设备,应尽可能多地向医生提供真实而有用的超声诊断信息。本节讨论怎样用超声波得到供医生诊断的图像,介绍各种超声成像的原理、成像特点以及在医学上的应用范围。

超声诊断设备种类繁多,以成像类型可分类如下:

(1)一维图像显示

即 A 型超声诊断仪,它是对回波实施幅度调制,以坐标横轴代表探查距离,纵轴代表回波的幅值。

(2)断层显示

1)纵断层型

B 型:对回波实施辉度调制,探头直线扫描人体时,可在示波管或屏上用辉度的强弱表示相应的回波幅度,从而得到一个纵切面图像。P 型:类似 B 型,也称扇型扫描。BP 型:是 B 型和 P 型的结合,可使探头始终保持和人体的曲面垂直。

2)横断层型

即 C 型,与 B 型类似,探查方式如电视扫描。

(3)M 型

它是时间-运动型的简称,对回波亦是辉度调制,但探头位置固定,用纵轴表示脏器深度,横轴表示时间,故可构成一幅反射界面的活动曲线图,以进行超声心动扫描等。

(4)多普勒型

将发射频率与接收频率进行比较,利用多普勒效应对人体内运动的组织和器官进行探查,如血流、心脏等。

其他的超声诊断技术有透射型、声全息成像及综合型。

对上述各类超声诊断设备的性能列于表 2.8 中。下面着重介绍医学上应用最多的 A 型、

B 型、M 型和多普勒成像超声图。

表 2.8　各类超声诊断设备的主要性能比较

项目 类型	使用频率 范围/MHz	主要检查 对象	检查能力	直观 程度	方便 程度	价格
A 型	0.5～20	各科	好,但与临床 经验关系密切	差	好	低
断层显像型	0.5～10	各科	好	好	可以	贵
M 型	0.5～10	心脏	好	稍差		稍贵
多普勒型	1～25	心血管、胎儿	对动目标好		好	最低
透射成像型	1～10	各科	好	好	差	贵
声全息型	1～10	各科	发展中	好	差	贵
综合型	1～20	各科	最好	好	差	贵

2.3.2　A 型和 B 型超声诊断仪

A 型超声诊断仪因其回声采用振幅调制(Amplitude Modulation)而得名,A 型超声诊断仪显示是超声诊断仪中最基本的显示方式,即在阴极射线管(CRT)荧光屏上,以横坐标表示被测物体的深度,纵坐标表示回波脉冲的幅度。故探头定点发射获得的回波所在位置可测得人体脏器的厚度,病灶在人体组织中的深度以及病灶的大小,根据回波的其他一些特征:如波幅和波密度,还可以在一定程度上对病灶进行定性分析。

其原理框图如图 2.9 所示。

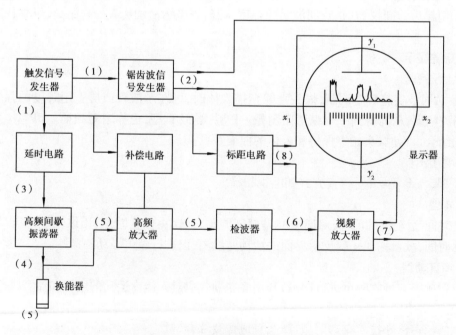

图 2.9　A 型超声诊断仪方框图

主要由重复频率发生器、发射器,时基发生器,扫描增益发生器、接收器,以及收发两用超声探头等构成,由同步脉冲触发发射器产生高压脉冲激励探头,向人体发射超声脉冲,人体界面反射的超声脉冲由探头接收后,经回声检波及视频放大器推动电子束垂直偏转板形成反射脉冲幅度显示。

重复频率发生器产生同步触发脉冲去触发发射电路和扫描电路,使二者同步工作,每触发一次,发射器就产生一次持续时间几微秒,频率为 $1 \sim 5$ MHz 的衰减振荡,其重复频率为 $50 \sim 2\,000$ Hz,发射脉冲持续时间短,静止期相对较长,故可在静止期间完成脉冲在被检体内的传播、反射及探头接收并显示等过程,重复频率越高,探测深度越小,显示亮度越高。

A 型超声诊断仪中荧光屏上纵坐标是回波脉冲的幅度,横坐标是超声传播时间。发射器发射脉冲的同时,也产生激励电压到接收器,荧光屏上将显示一个初始脉冲,回波与它的距离正比于体表到反射界面的距离,由此可测算病灶到体表的深度,根据回波脉冲幅度及形状,在某种程度上推测病灶的性质。

A 型超声诊断仪应用最多的是对肝、胆、脾、肾、子宫等的检查,尤其对眼内异物,A 型超声诊断仪比 X 射线透视检查更方便、准确。

由于 A 型显示的回波图,只能显示局部组织的回波信息,不能获得临床诊断需要的解剖形态信息,且诊断准确性与医师的识图经验关系很大,其应用价值日渐低落,已逐渐被 B 超代替。

(1)B 型超声诊断仪

为了获得人体组织和脏器的解剖图像,继 A 型超声诊断仪之后出现了 B 型超声诊断仪,它可以实现对人体组织和脏器的断层显示。

B 型超声诊断仪显示特点如下:

B 超因其成像方式采用辉度调制(Brightness modulation)而得名,其图像显示的是人体组织或脏器的二维超声断层图,对于运动脏器还可以实现实时动态显示,所以它与 A 型、M 型在结构、原理上都有较大的不同。

B 型和 M 型一样采用辉度调制方式显示深度方向所有界面的反射回波,但探头发射的声束在水平方向却是以快速电子扫描的方法(快速等间隔改变探头在人体上的位置)逐次获得不同位置的深度方向所有界面的反射回波。当一帧扫描完成,便可获得一幅由超声声束扫描方向决定的垂直平面二维超声断层图像,称为线扫断层图像。也可通过改变探头的角度(机械或电子的方法),从而使超声波束指向快速变化,使每隔一定小角度,被探测方向不同深度所有界面的反射回波,都以亮点的形式显示在对应的扫描线上,便可形成一幅由探头摆动方向决定的垂直扇面的二维超声断层图像,称为扇扫断层图像。

如以上两种图像,其获取回波信息的波束扫描速度相当快,便可满足对运动脏器的稳定取样,因而连续不断地扫描,便可实现实时动态显示,达到观察运动脏器的动态情况的目的。

(2)工作原理

它是依据超声脉冲回波来建立图像的,其电路组成与 A 型大体相同,不同之处是其回波加在电子枪的阴极或控制极上,即利用回波产生的电信号改变阴、栅的电势差,从而改变阴极发射电子的数量,达到控制荧光屏上光点辉度的目的(光点辉度随回波强弱而变)。B 超的时间基线加在垂直偏转板上,这样当一束超声通过被检体时在各媒质界面上产生一系列回波在荧光屏上表现为自上而下的一串灰度不同、间隔不同的光点群,光点间距表界面间距离,光点亮度代表回波信号的强度。

当探头固定在某一点时,在屏上仅是一条灰度调制的时间基线,它具有不同深度上的界面回波信息。若探头沿被探查体表面做匀速运动时,与其同步工作的加在水平偏转板上的线性电压将这一系列自上而下的光点在屏上作水平运动,并在屏上出现一系列显示界面深度信息及界面两侧阻抗信息的光点,这就构成了一幅由探头平移线和声速所决定平面上的被探查体的二维超声断面图像。因此 B 超也称为超声断面显像仪。

(3)声束扫描技术

B 超显像技术是 B 型显示方式与声束扫描技术相结合的结果。

欲得到细节分得很清楚的图像,显像要求扫查得越密越好,而且要有一定扫速,因只有这样屏上的光点才连续,才在视觉中成为连续图像。为观察器官的动态图,扫查的速度应更快,这时称为实时(real time)显示扫描。

若按维数分,可分为一维和二维扫查;若以扫查方式分,可分为机械扫查、电控扫查和机电复合扫查。

①机械扫查

它以机械方式驱动探头移动扫查,通常分为:

a. 直线型机械扫查:声束按直线匀速运动即产生一组平行声束依次照射被检体;

b. 弧型机械扫查:声束在一段圆弧上运动,扫查区间是一个倒置的扇形,如果是 360°圆弧,则称为圆周扫查;

c. 扇形机械扫查:发出声束的换能器绕一定轴作一定角度的摆动,依次发出声束,其扫查的区域为一把张开的扇子。不同的扫查应用于不同的目标。采用复合扫查技术可提高信噪比,使图像更清晰。

②电控扫查

a. 线阵扫查:探头由许多个压电晶片分立构成并排成一直线(多元阵),电子开关依次将激励电压,顺序加到各分立的晶片上,各晶片也就按一定的时序发出超声完成扫查,每一阵元组发/接收一次形成一条扫描线,它们在水平轴基线上的高度相应于各组间的相对位置。

b. 相控阵扫查:它用延时可变的激励脉冲来分别激励各阵元组,由控制各声束的初始相位来控制阵元组发射声束的方向。

在同相情况下,波束主轴在垂直于线阵基线方向,即法线方向。如采用非同相激励,控制多阵元激励信号的相位可以控制波束在空间旋转。

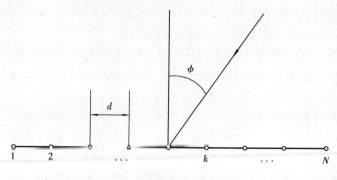

图 2.10

如图 2.10 所示的一个 N 元线阵,阵元间距 d,第一号阵元为基准,各阵元的相移依次递增(减),两相邻阵元间相移 ϕ 是相同的,与一定的波束旋转角 θ 对应:

$$\phi = 2\pi f \frac{d \sin \theta}{C} \tag{2.34}$$

$$\theta = \arcsin \frac{\phi C}{2\pi f d} \tag{2.35}$$

式中　f——信号的频率;

　　　C——声速,改变 ϕ 可改变波束主轴方向,当 $\phi = 0$ 时,相当于同相激励,波束在法线方向, $\theta = 0$。

根据扫查方式不同,B 超又分为线扫式断层 B 超和扇扫断层 B 超,线扫 B 超适用于观察腹部脏器,如对肝、胆、肾、脾、子宫的检查,扇扫 B 超适用于心脏的检查,现代 B 超通常同时具备以上两种探查功能,通过配用不同的超声探头,方便地进行转换。

2.3.3　B 型超声成像系统的分辨率

超声的分辨率是指超声对被探测媒体的解析能力,在诊断上是指超声对病灶的分辨能力。分辨力的大小,由超声能分辨清楚的两点间的最小距离来估计,该值越小,表明分辨力越强,常用的有直径分辨力、纵向和横向分辨力。

(1)直径分辨力及其与超声波波长的关系

当超声波长与病灶直径相比较大时,衍射现象显著,不能对病灶形成明显反射,故在诊断上通过反射原理所能显示病灶的最小直径主要与其波长 λ 有关,一般认为病灶直径为 5λ 时,才有明显反射,可分辨其存在。因此,多用超声波的 5λ 来表征超声对病灶的最小可分辨直径。

(2)纵向分辨力及其与脉宽的关系

它是指在超声传播方向上对病灶的分辨力。

1)最小探测深度与脉宽的关系

TR 探头既发射又接收超声,但二者不能同时进行,只有当 TR 探头发射完处于静止期时,才能接收,但超声发射到被检组织而被 R 接收,需经历一段时间,若该时间小于脉宽,发射波与反射波重合,探头便无法接收。

由图 2.11 可见脉冲在媒质中所经路程为 $(2d)$ 等于脉宽 t 与声速 C 之积,式中 d 为最小探测深度:

$$t = \frac{2d}{C}$$

即

$$d_{\min} = \frac{Ct}{2} \tag{2.36}$$

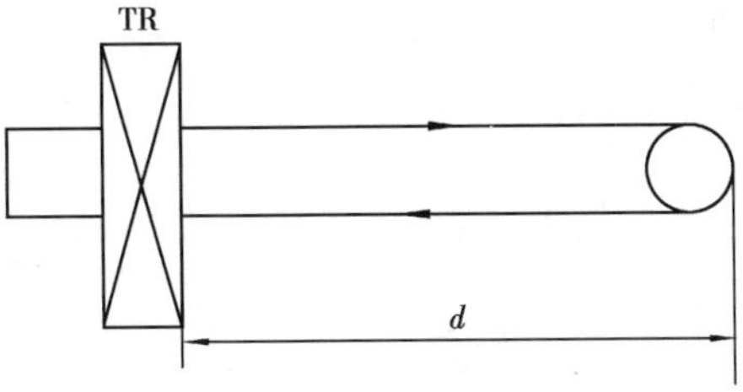

图 2.11　最小探测深度与脉宽的关系

由于探头和被检查组织有不同角度,以及超声吸收等原因。实际探测深度和理论值相比有差异。

2)纵深分辨力与脉宽的关系

它是指超声在传播过程中,能分辨开媒质中,前后方向(纵深)两点的能力。常用两点间的最小距离来估计,如图 2.12 所示 A,B 两物之间能产生两个反射波的最小距离 Δx。

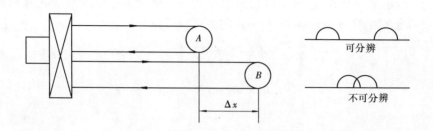

图 2.12　纵深分辨力与脉宽的关系

探头发射的脉冲一部分在 A 的界面上反射,另一部分继续至 B 的界面反射。

探头发射的脉冲往往超过 AB 间往返所需时间,即脉冲前沿经反射回 A,其后沿还没离开 A,这样后沿和发射波前沿衔接,重叠成一个脉冲,探头接收的只是一个脉冲,而非两个,这时 A,B 便不可分辨,显然只有当脉宽小于往返两点所需时间才能得到两独立的回波。可见纵深可分辨率最小距离 Δx 与脉宽 t 之间的关系为

$$2\Delta x = ct \quad 或 \quad \Delta x = ct/2 \tag{2.37}$$

式中　ct——脉宽距离,显然 t 越小,Δx 越小,纵深分辨力越高。

人体软组织中,$c = 1\,500$ m/s,脉宽与纵深可分辨距离关系如表 2.9 所示。

表 2.9　脉宽与纵深可分辨距离关系

脉宽 $t/\mu s$	10	5	2	1
脉宽距离 ct/mm	15	7.5	3	1
纵深可分辨距离 $\Delta x/mm$	7.5	3.75	1.5	0.75

(3)横向分辨力及其与超声波波束直径的关系

它是指超声波束垂直的平面,如有相邻两点,超声能形成两个反射回波的上述两点间的最小距离,也即能分辨开这两点的能力,显然这与声束的宽窄有关,当声束直径小于两点间距离时,图 2.12 中 A,B 就能把两点都显示出来。当声束直径大于两点间距离时,图 2.12 中 A,B 两点形成一个反射波而不能被分辨。

由讨论超声场可知,在近场处声束与探头直径大致相同,远场处超声束要扩散,其直径随距离增加而增大。因此,横向分辨力随距离加大,而不断下降,若相邻两点间距用 Δy 表示,理论证明对于圆形晶片超声束 $\Delta y = \dfrac{1.2\lambda x}{a}$,$x$ 代表两点到晶片表面的距离,a 表示晶片半径。x 提高→Δy 加大→横向分辨力下降。若采取聚焦探头:

$$\Delta y = 1.2\frac{\lambda \cdot f}{a} \tag{2.38}$$

式中　λ——超声波长;

　　　f——超声透镜焦距。

从此看出:随超声频率提高──→λ 下降──→Δy 下降──→横向分辨力提高

脉宽下降　横向分辨力上升
纵向分辨力上升

因此,提高超声频率对诊断探测介质的微细结构有利,故诊断上应尽可能使用较高的频率,然而频率提高,衰减加大,影响传播距离,故探测较大距离时(如腹部)一般用 2 ~ 5 MHz,对距离不大,但界面很多的组织(如颅脑)也不宜用较高的频率,测量眼球时,因不要求穿透很深,主要是分清细小结构,常采用 5 ~ 10 MHz。

衰减系数 α 随频率提高而增大,超声衰减加大。

2.3.4　M 型超声诊断仪

(1)M 型显示

M 型超声诊断仪适用于对运动脏器,如心脏的探查(心血管疾病的诊断),由于其显示的图形是由运动回波信号对显示器扫描线实行辉度调制,并按时间顺序展开而获得一维空间多点运动时序图,故称为 M 型超声诊断仪。

其发射和接收工作原理与 A 型相似,不同的是其显示方式对运动脏器由于各界面回波的位置及信号大小是随时间而变的,如仍用幅度调制的 A 型显示方式进行显示,所显示的波形随时间而变,得不到稳定的波形。因此采用辉度调制的方法,使深度方向所有的界面反射回波用两点的形式在显示器垂直扫描线上显示出来,随着脏器的运动垂直扫描线上各点将发生位置上的变动,定时地采用这些回波并使之按时间顺序先后逐渐在屏上显示出来,便可构成一幅反射界面的活动曲线图。

检查时,其探头固定不动,发射的超声波束遇到处于不同深度的运动界面形成不同强度的回声信号,显示光点的亮度与回声信号振幅大小成比例(辉度调制)同时在时间轴上展开,以显示这些光点的运动轨迹,不动界面即一直线,等幅振动的界面将形成正(余)弦波形。

(2)工作原理

工作时换能器固定不动,由主控振荡器产生同步信号,同时触发超声发生器,深度扫描发生器,发射超声信号经生物运动界面反射回波仍由同一探头接收,回声信号经探头变成电信号,由接收放大处理输入显示器阴极调制,辉度显示。深度扫描信号输入显示器的垂直偏转板 y,而时间慢扫描信号输入显示器的水平偏转板 x,由此可知显示时纵轴 y 方向表示深度(距离),横轴 x 方向表示时间。

M 型特点是在水平偏转板上加一个慢速的线扫描电压,其目的是将运动着的回波光点在 x 方向展开,以构成运动目标在不同时间的运动轨迹图(垂直方向表示运动目标离体表的运动情况)。

如图 2.13 所示心脏有节律地收缩和舒张:1,4 运动的起终点(t_1,t_5);2 收缩、舒张均过此点,于是对应光点(t_2,t_5);3 运动最大点(t_3)。

M 型超声诊断仪对人体中的运动脏器,如心脏、胎儿、胎心、动脉血管等功能进行检查,有时,可进行多种心功能参数的测量,如心脏瓣膜的运动速度、加速度等。

但 M 型显示仍不能获得解剖图像,它不适用于运动脏器的解剖图像诊察。

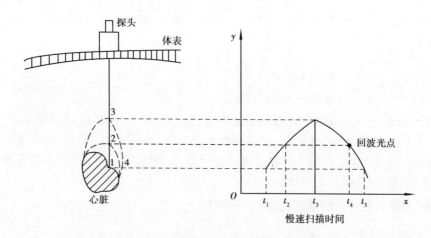

图 2.13　M 型显示的心脏跳动示意图

2.3.5　C 型超声诊断仪

它是在 B 型基础上发展起来的,它具有与 X 射线透视相类似的图像。已知 B 超获得的是一幅垂直断层图像,即被检查脏器或病灶的垂直解剖图像,但却不易获得被探查体的水平解剖图像,然而临床上有时需要检查肿瘤组织的扩大范围,这就要求显像仪具有 X 射线透视的类似效果,因此研制了 C 超。

C 超采用多元线阵探头实现水平面上 x,y 方向综合扫描,即在水平 x 方向采用和 B 超一样的电子扫描方式,而在水平 y 方向通过机械的方法使探头移动,如图 2.14 所示。

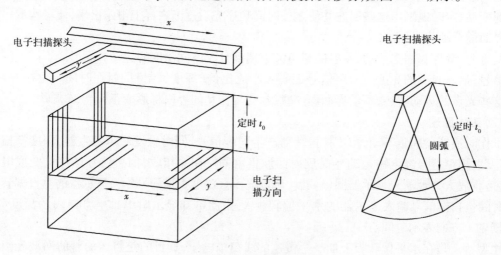

图 2.14　C 型扫描成像原理图

当然如果仅在探头扫描方法上采用以上措施,仍不能在显示器上获得 C 型声像图,要获取某一探测深度的 C 型声像图,还需在接收回路上设计一个距离选择开关,并通过控制该开关的开通时间来控制同一深度的回波信号被接收显示,由此获得该深度的平面 C 型声像图。

如果使多元线阵探头通过机械方法绕轴摆动,则可获得任意深度的曲面 C 型声像图。

综上可知:C 型可获得一个与换能器发射波束主轴相垂直的断层平面图像。

如果距离开关的时间不是一个常数,而是一个线性变量或者一非线性函数,则接收的不再是同一深度的回波信号,由此获得的深度切面图在 z 方向为一切面(线性变量)或为一曲面(非线性函数)声像图,通常称为 F 型声像图,这样的超声诊断仪称为 F 型超声诊断仪。

F 超可以观察既不平行又不垂直 B 型平面的平面,由于灵活性很高,因此称为 F 型,F 是(Flexible)柔性的意思,扫描运动方向与 C 型相同,但距离选通脉冲是变化的,从而可选任意角度平面来成像。

2.3.6 超声断层成像

超声断层显像可分为横断层型和纵断层型;根据成像速度可分为实时显像和非实时显像;按照换能器数目可分为单探头移动式、多元线阵式和矩阵式等。现以应用最广的 B 型超声诊断仪为例予以说明。20 世纪 60 年代的探头慢扫描式的 B 超作为第一代发展起来,紧接着出现了第二代 B 超,即快速机械扫描显像仪,第三代 B 超实现了高速实时多元探头电子扫描,现在已迅速发展。第四代 B 超:以微机图像处理为主导的自动化、定量化、多功能的 B 型超声诊断仪。

(1)B 超的工作原理

1)第一代 B 超

仪器方框图如图 2.15 所示,即单探头慢扫描 B 超。

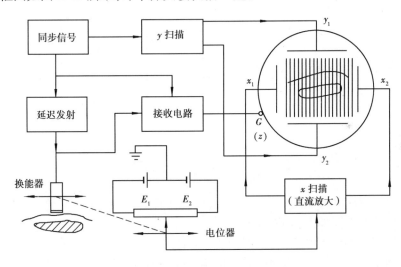

图 2.15 单探头慢扫描 B 超方框图

第一代 B 超与 A 型的相似之处是:利用超声在不同界面的反射获得不同时间回波以确定界面的深度。但它更多与 M 型相似:回波信号加到栅极上调制光点亮度,深度扫描信号加到 y 轴上自上而下地扫描,故各亮点距顶部的距离表示被探查的各界面的深度。与 M 型的区别在于:B 超在 x 轴上加的电压与换能器的位置相对应,当换能器在人体表面沿一直线自左向右移动时,显示屏上的垂直扫描线亦可相应地自左向右显示,于是线上代表组织界面位置和特性的亮点就可横向连成曲线,勾画出体内某一组织的切面轮廓,从而得到一幅沿超声束方向的体内组织纵切面图。

2)第二代 B 超

第二代 B 超的工作原理和第一代相同,区别在于用机械的探头扫查代替了手动扫查,从而使探头扫查速度大大提高,可达 33 次/s。这样每秒可得到 33 幅图像,用以观察运动的脏器如心脏等,形成实时显示。另一区别是第二代 B 超多用于扇形扫查而不是线扫。为了使显示图形也是扇形,x 和 y 轴的扫描电压应严格与同步信号同步,且其幅值 V_x,V_y 都应受探头位置所控制:

$$V_y = (A\cos\theta)t \tag{2.39}$$

$$V_x = (A\sin\theta)t \tag{2.40}$$

式中　A——常数,代表扫描线全长对应的电压;

　　　θ——探头偏离垂直线的角度,即入射角。

实现快速机械扫查的一种方式是旋转探头,如图 2.16 所示。把规格相同的两个换能器对称地镶在一个圆探头的两侧,圆探头周围有一抛物面声反射镜,被密封在盛满蒸馏水的盒子中。当探头用马达带动旋转时,压电晶片发射的超声波经抛物面反射镜反射后进入人体,声束扫描宽度可达 14 cm,探测深度为 16 cm。利用探头上下移动改变反射位置可改变扫查位置。机械式快速断层显像仪,由于扫查速度不可能很高,因此,应用不如电子扫描式普遍。

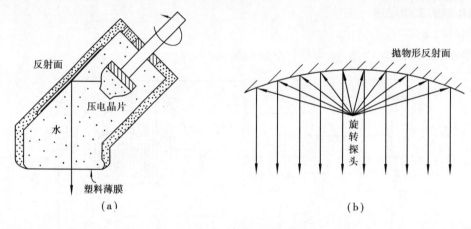

图 2.16　旋转式探头

3)第三代和第四代 B 超

第三代 B 超的方框图如图 2.17 所示。

第三代 B 超的探头扫查方式由机械旋转式发展到电子相控阵扫描。由于相控阵电路的差别,扫查可以是扇扫,也可以是线扫,图 2.18 是相控阵扇扫的工作原理图。

如果把脉冲电压加到等间隔 d 排列起来的晶体 $1,2,\cdots,n$ 上,由于各晶体发射的超声波是同相面,因而声束指向正前方。如果加到阵元的各激励电压间,顺序地相差一时间 $\tau = \dfrac{t}{C}\sin\theta$,则声束将偏转一个角度 θ。接收的电压若以相反的时序规律,即可得到 θ 角接收的指向性。利用相控阵技术,对线阵换能器实现上述发射声束或接收的指向性偏移,称为相控阵扫描。

第四代 B 超是在第三代 B 超内加了微处理机,B 超就具有 DSP 系统(数字、扫描、信息处理系统)功能,这些功能包括:产生相控阵所需的相控信号及扫描同步信号等;对图像进行冻结、慢扫、黑白翻转等各种显示;采用内插技术使图像清晰;同时显示 B 型、A 型和 M 型扫查图像及多幅 B 型图像;产生多种形式的 TGC(时间增益补偿)信号;显示必要的文字、符号、数字对图像加以说明;进行长度、深度、周长、面积、体积、频率(心率)周期、速度、心输出量以至

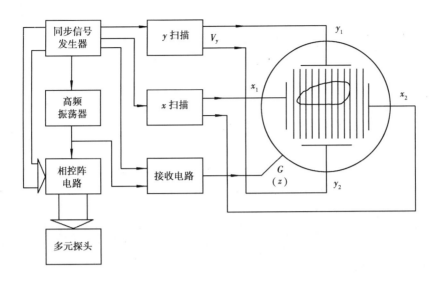

图 2.17　第三代 B 超方框图

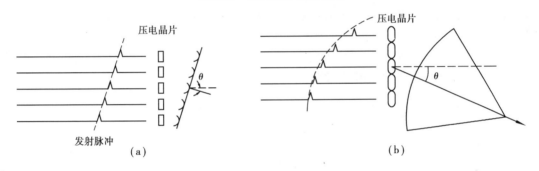

（a）　　　　　　　　　　　　　　　（b）

图 2.18　相控阵声束扫描原理

胎龄的计算与显示等,使 B 超的功能得到大大扩展,诊断质量有很大提高。

（2）B 超断层显像的灰度与颜色

为了在医学诊断上能早期准确地判别出各种病变,人们希望获得既清晰又层次分明的能分辨细节的超声断层图像,图像显示细节的能力直接影响超声诊断的结果。早期的 B 超由于动态范围太小,所获得的图像主要是脏器轮廓的线条,而不能很好地显示细节,为了改进图像质量而采用了"灰度显示技术"。

影像最亮的信号电平为白色电平,最暗的信号为黑色电平,介于白色和黑色电平之间的为灰色电平。回波信号的大小决定图像的明暗。如信号太弱并且变化（动态范围）不显著,反映到图像上就太暗,且黑白变化不明显,即亮度小黑白对比度也小。早期的 B 超只有黑白之分,失去了许多中间层次,看不清图像的细节。灰度显示是把视频信号按其强度作灰度编码以增加动态范围,使不同声阻抗组织的回波信号得到相应灰度从而进行有效的显示,使之有较明显的对比度。改进后的灰度通过电子线路以回波强度分级显示,以控制荧光屏的灰度。例如,大界面回波振幅在 $-40 \sim 0$ dB 间,虽然这些界面的回波振幅多变,但成像时只需显示脏器轮廓外形已足够,故可大为压缩。小界面回波振幅在 $-100 \sim -40$ dB 间,它反映组织器官内部细微结构的重要信息,宜放大并使之充分分离,以其不同振幅的等级作灰度显示。对于在 $-140 \sim -100$ dB 范围的血液、电子噪声等则压缩到 0 使之不能成像。

由于人体回波包含的信息十分丰富,通过上述处理使弱回波得以用不同灰度显示,就丰富了黑色和白色之间的层次,这种层次愈多,中间色调也愈多,影像也愈柔和,能看清的细节也就愈多。现在的 B 超已能较准确地诊断多种软组织的疾病,如心血管疾病和内部脏器的肿瘤组织等。

目前,超声图像的灰度通常取 10 ~ 14 级,可供一般诊断用,其最大灰度范围为 32 级。由于人眼对灰度的分辨能力仅有几十级,而对彩色的分辨能力可达上千级,故近年有彩色显示的产生。彩色显示是把视频信号量化为阶调信号,进行编码送至彩色显示器中得到彩色图像。采用彩色编码显示可以将图像显示的动态范围大为扩大。例如,若将灰度分为 64 级,对彩色而言,由于是由 3 个基色(红、蓝、绿)合成,故可分为 $(64)^3$ 级,扩大为 4 096 倍。这种彩色图像是用电子方法人工合成的,它既没有增加信息,也不是模拟脏器的颜色,因此是一种伪彩色。这种方法适用于静态观察,可以加强图像中某一种或几种色调以突出病变部位,但不适用于动态显示。

(3)B 超的医学应用

超声断层显像能获得人体内部脏器和病变的断层图,并且被扫查的断层可以方便地移动和改变,由于 B 型超声诊断设备技术的快速发展和功能的日益完善,它已成为应用最普遍、最有效的医学诊断技术之一。B 超主要应用于腹腔和胸腔内脏的检查,它既可作静态观察,如检查肝、肾、脾、胰、胃、胆、肠、子宫等内部脏器和组织;也可作动态观察,如检查心脏、胎儿活动等。此外,也可用于脑部肿物及眼科检查。

2.4　超声多普勒成像

自 1954 年 Kalmus 应用超声多普勒效应测量人体血流以来,这一新的诊断技术得到迅速发展。超声多普勒方法对于检测运动目标具有较高的灵敏度,现在已发展了多种诊断设备,如胎心检测仪、血流测量仪、血管显像仪、心脏探查仪等。根据电路的结构,大致可分为听诊型、指示记录型、电子快速分析型和显像型 4 类,每一类中又可分为连续波式和脉冲波式。早期的超声多普勒血流计以听多普勒频移的声音为主,现已发展为带有微机处理的超声多普勒实时显像仪。

2.4.1　超声多普勒效应的基本原理

声源和接收者在弹性介质中做相对运动时,所接收到声波频率要变化,这种由于声源和接收者相对运动而使接收频率发生变化的现象,即超声多普勒效应。

(1)声源(发射器)T 和接收者 R 在两者连线上运动

设声波在介质中传播速度为 C,声源频率为 f_0,波长为 λ_0,T 以速度 V_T 相对介质运动,R 接收的频率为 f,并以速度 V_R 相对介质运动。

①$V_T = 0$,$V_R = 0$(T,R 相对介质均静止)

此时,
$$f = C/\lambda_0 = C/C/f_0 - f_0 \qquad (2.41)$$

即在单位时间内通过 R 的波长数(接收的波数),此时接收频率等于声源发射频率 f_0。

②$V_T = 0$,$V_R \neq 0$(声源静止,R 以 V_R 相对介质运动)

R 运动单位时间内通过接收者 R 处的波阵面向前传播距离为 C,同时 R 又相对 T 移动了距离 V_R,这样单位时间内 R 接收的频率(波数)为

$$f = \frac{C + V_R}{\lambda_0} = \frac{C + V_R}{C/f_0} = \left(1 + \frac{V_R}{C}\right)f_0 \tag{2.42}$$

显然 $f > f_0$,频率有提高。

同理,若 R 以 V_R 远离 T,则有

$$f = \frac{C - V_R}{\lambda_0} = \frac{C - V_R}{C/f_0} = \left(1 - \frac{V_R}{C}\right)f_0 \tag{2.43}$$

故

$$f - f_0 = \pm \frac{V_R}{C}f_0 = \Delta f_D \tag{2.44}$$

Δf_D 称为多普勒频移,$\Delta f_D = \pm \frac{V_R}{C}f_0$,"$+$"表示 T 向 R 移动;"$-$"表示 T 远离 R。

③$V_R = 0$,$V_T \neq 0$

a. 当 $T \rightarrow R$ 运动时

单位时间内 T 向前传播距离 C,同时 T 又向同一方向通过了距离 V_T,原来分布在 C 上的 f_0 个波数,现在分别在 $(C - V_T)$ 内,相当于 λ 压缩,接收的波长 $\lambda \neq \lambda_0$,而是 $\lambda = \frac{C - V_T}{f_0} \neq \lambda_0$,故接收的频率为

$$f = \frac{C}{\lambda} = \frac{C}{C - V_T}f_0 > f_0 \tag{2.45}$$

即 R 接收的频率 $f > f_0$(声源频率)。

b. 当 T 以 V_T 远离 R,相当于 λ 拉长,此时接收的频率为

$$f = \frac{C}{\lambda} = \frac{C}{C + V_T} \cdot f_0 < f_0 \tag{2.46}$$

综合上述:

$$\Delta \lambda_D = \pm \frac{V_T}{C}\lambda_0 \tag{2.47}$$

式中 "$+$"——T 远离 R;

"$-$"——T 向 R 运动。

④$V_T \neq 0$,$V_R \neq 0$

综合上述②、③两种情况考虑可得

$$f = \left(\frac{C \pm V_R}{C \pm V_T}\right)f_0 \tag{2.48}$$

式中,分母取"$+$",分子取"$-$"表示 T,R 相互分离运动,接收频率 $f < f_0$;分母取"$-$",分子取"$+$"表示 T,R 作相互接近运动,接收频率 $f > f_0$。

(2) T、R 不在两者连线上运动

①$V_T = 0$

a. R 向 T 运动,$V_R \neq 0$,如图 2.19(c)所示 T 发出的 $\lambda = \lambda_0$ 不变,但通过 R 的声波速度为

$$V_R = C + V_R \cos\theta$$

$$f = \frac{C + V_R \cos\theta}{\lambda_0} = \left(1 + \frac{V_R \cos\theta}{C}\right)f_0 \tag{2.49}$$

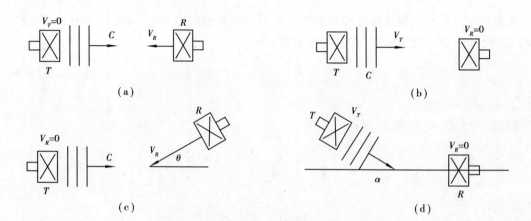

图 2.19 超声多普勒效应基本原理示意图

$$\Delta f_D = f - f_0 = \frac{V_R \cos\theta}{C} f_0 \tag{2.50}$$

b. R 远离 T 运动时：

同理可得
$$f = \left(1 - \frac{V_R \cos\theta}{C}\right) f_0 \tag{2.51}$$

$$\Delta f_D = f - f_0 = -\frac{V_R \cos\theta}{C} f_0 \tag{2.52}$$

综合二者：
$$\Delta f_D = \pm \frac{V_R \cos\theta}{C} f_0 \tag{2.53}$$

式中　"＋"——R 向 T 运动；

　　　　"－"——R 远离 T。

② $V_R = 0$

a. T 以 V_T 向 R 靠近，如图 2.19(d)所示。由式(2.45)可得
$$f = \frac{C}{C + V_T \cos\alpha} f_0 \tag{2.54}$$

b. 当 T 远离 R 时，由式(2.46)有
$$f = \frac{C}{C + V_T \cos\alpha} f_0 \tag{2.55}$$

综合 a,b 可得
$$\Delta\lambda_D = \pm \frac{V_T \cos\alpha}{C} \lambda_0 \tag{2.56}$$

式中,符号意义同式(2.48)。

③ T,R 同时一起不在两者连线上运动时,综合上述①、②两种情况可得
$$f = \frac{C \pm V_R \cos\theta}{C \pm V_T \cos\alpha} f_0 \tag{2.57}$$

式中,符号意义同式(2.48)。其中,θ 是 R 与水平方向的夹角,α 是 T 与水平方向的夹角。

2.4.2　超声多普勒血流计

它是利用超声波在血流中产生的散射现象来测量血流速度,其工作原理如图 2.20 所示。

　　血流计的换能器有两个晶片，T_1 是发射连续波超声的声源，T_2 为接收回波的接收器。当声束射入血管内的红细胞时，红细胞向接收器散射一定能量的超声回波，但由于红细胞处于运动状态，因此发生接收的超声频率与声源频率之间的改变，即频率位移，称为多普勒频移。设红细胞平均运动速度为 v，发射和接收的超声频率分别为 f_0 和 f，发射超声束与红细胞运动方向之间的夹角是 θ，则频移 $\Delta f_D = f - f_0$ 可表示为

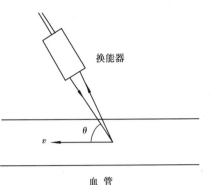

换能器

θ

v

血　管

$$\Delta f_D = \pm \frac{2f_0 v}{C} \cos\theta \qquad (2.58)$$

图 2.20　超声多普勒血流计原理图

式中，C 是超声传播速度。当 f_0，θ，C 一定时，上式表明多普勒频移与血流速度成正比。同时，式(2.58)中的正、负号还分别表示血流的不同方向，正号（$\Delta f_D > 0$）表示血流向着探头运动，负号（$\Delta f_D < 0$）表示血流离开探头运动。通过不同类型的电子线路检测出血流的运动速度和方向的信息，并经过放大，即可以电信号或声音显示出来。

　　利用超声多普勒效应还可以检测血管壁的搏动及心室壁的搏动。

（1）超声多普勒显像技术

1）工作原理

　　图 2.21 为最简单的多普勒显像系统示意图。它由探头、连续波多普勒监测器、滤波器、探头位置定位器、阈值监测器、x 和 y 轴电压计算器及显示器组成。探头装在一个二维坐标定位器上，该定位器能提供与探头位移同步的信号输入 x 和 y 轴，控制显示器的横向和纵向扫描。

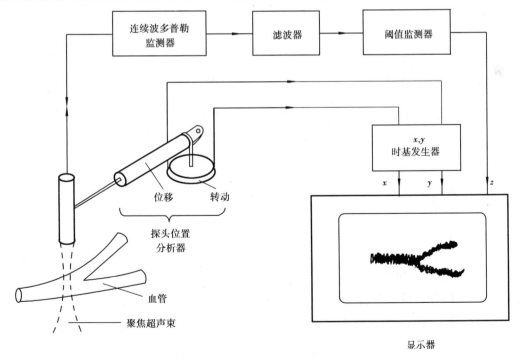

连续波多普勒监测器　　滤波器　　阈值监测器

位移　　转动

探头位置分析器

血管

聚焦超声束

x, y 时基发生器

x　y　z

显示器

图 2.21　超声多普勒显像系统示意图

由探头得到的多普勒频移信号经处理后输入到显示器 z 轴(栅极)控制光点的亮度。因此,当显示屏上出现亮点时,它的位置可以正好与探头扫查的部位相对应。

探头在人体扫查时,遇到有血管的部位便产生多普勒频移信号,输送到显示器储存和增辉。探头反复扫查覆盖着血管的皮肤表面时,在显示屏上就产生血管在皮肤表面投影的图像。因为动脉和静脉常常重叠在一起,所以有的显像仪设有监测血流方向的线路用以抑制反向的血流信息,以区别显示的是动脉还是静脉血管。这类仪器的缺点是只能获得一个观察面,缺乏距离分辨率,对深度不同、血管血流方向相同的重叠的两条血管就不能分辨了。为解决上述问题,Mosersky(1971)和 Fish(1972)等分别提出了脉冲多普勒系统的设计。

2)脉冲多普勒血管显像仪

最早发展的是一种单通道脉冲式多普勒血流监测仪,它能确定在沿探头声束方向不同距离的检测点(实际为小容积内)上是否有血流通过,因此能在显示器屏上显示血管的横断面及侧面图像。为了缩短检查时间,又发展了使用多个血流检测点同时进行测量的多通道血流检测器。图 2.22 是脉冲多通道定向多普勒血管显像仪的方框图。

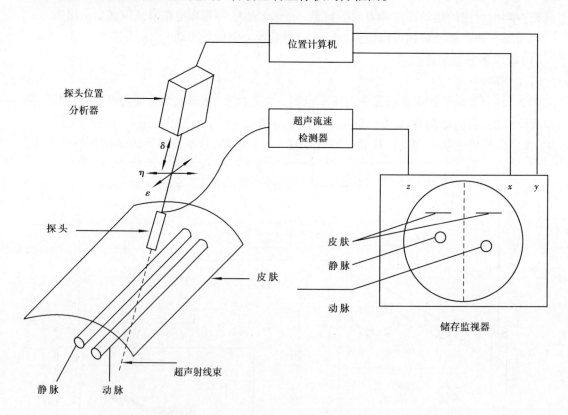

图 2.22 脉冲多通道定向多普勒血管显像仪方框图

该仪器的探头用机械耦合到具有三维(ε,η,δ)动作指示的位置指示器的臂上,探头不但可在二维平面移动,而且可调节探头与皮肤表面的距离。用 30 个检测点同时检测血流,各检测点的位置可在存储监视器上指示出来。位置计算机既接收从定向器提供的声束部位信号,又接收发自血流检测器的声束检测点的位置信号。当在某点检测到血流时,血流检测器就产生一个信号送到监视器的 z 轴(栅极)使光点增辉及存储,因此,当探头在皮肤上移动时,被声束横切过的血流区便可在储存监视器上描出。在仪器中设有血流方向的监测器,因此该仪器可以显示单方向的血流图像,在监视器上可分为两幅图像,半帧显示流向探头方向的血流,另半帧显示离开探头方向的血流,故可同时观察到相邻的动脉和静脉图像。

(2)多普勒诊断仪在医学中的应用

由于超声多普勒方法对运动目标具有独特的灵敏度,故可用来检查生物和人体内部运动器官和组织的状况,其应用特别受到重视。

1)对心脏疾病的诊断

用脉冲多普勒技术可以测出心脏内各运动部分的运动状态、速度和血流量,在医学临床上称为脉冲多普勒心动图,它可以诊断以下疾病:冠心病、心率失常、主动脉瓣病变等。

2)对血管和血流的测量

其最大优点是非侵入性的。利用超声多普勒不但可测出瞬时血流,而且可测得血流分布图,得到血管纵断面血流分布,对诊断血栓、脉管炎有价值。同时,对眼底动脉的测量可很快鉴别血管硬化程度。在外科手术中,可用来对断肢再植时血管接通情况作方便的检查。

3)妇产科方面的应用

主要对胎儿胎心及胎盘定位的检查。

2.5　超声计算机断层成像

X 射线计算机断层扫描术的成功,使人们希望能推广到超声显像方面,1974 年 Greenleaf 等首次提出超声计算机断层扫描术即超声 CT。

超声 CT 有两类:一类是根据声阻抗的差别利用反射的不同而获得 CT 图像。另一类是类似 X 射线 CT 原理,利用超声的穿透性而获得 CT 图像,即所谓"透射式"CT。透射式 CT 又可分为两类:一种是测定透过人体后超声的衰减量,显示人体横断面的超声衰减分布(即衰减常数)的超声 CT,另一种是测定超声透过人体的传播时间,显示人体横断面声速分布的超声 CT。

目前,透射式超声 CT 技术尚处于实验阶段,故在此仅做一简略介绍:将人体置于水中,超声发射探头和接收探头相对地置于人体的两侧。两个探头在水槽的表面(有机玻璃)上平行移动,同时使人体旋转,这种方法的几何学关系类似第一代 X 射线 CT。根据图像重建技术,对接收探头获得的信息用计算机处理从而得到人体横断面的图像。

2.5.1　超声 CT

用超声波束来代替 X 射线,并由透射数据进行如同 X 射线 CT 那样的图像重建,就成为超声 CT。超声 CT 特点如下:

①无放射线危害;

②能得到与 X 射线 CT 及超声脉冲回声法不同的新型的诊断信息。

作为利用超声波的生物体成像法,脉冲回声法是较有代表性的,在临床上有着广泛的应用。最近又提出了孔径合成法的超声波反射法及超声波全息等各种新型的超声成像法。这些方法大多数都是用计算机来形成断层图像,或对图像质量进行改善。从某种意义上说,也可以看做是广义的 CT。

这里只限于对采用透射超声波的、从投影数据形成断层像的,也就是采用 CT 算法的狭义的 CT 进行说明。

在超声 CT 中被重建、显示的物理量有:

①对象物体内各点的传输时间的分布(time of flight tomography);

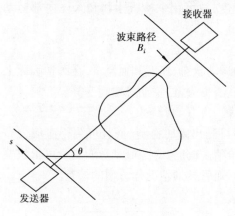

图 2.23　投影数据的测定

②对象物体内各点对超声波的衰减的分布(attenuation tomography)。

(1)声速显示超声 CT

在图 2.23 中,如果设点 (x,y) 上的声速为 $v(x,y)$。在声速的方向及位置分别用 θ, s 来表示的超声波束路径 B_i 上的传播时间可由下式给出:

$$T(\theta,s) = T_i = \int_{B_i} l/v(x,y)\,\mathrm{d}l \tag{2.59}$$

如果设发射器、接收器间距为 l,水中的声速为 v_W,并且发射器、接收器之间为水的场合,则传播时间为

$$T_W = l/v_W \tag{2.60}$$

用这一水中的传播时间进行归一化后,波束路径 B_i 上的传播时间可表示为

$$T_0(\theta,s) = T(\theta,s) - T_W = \int_{B_i} \{[l/v(x,y)] - (l/v_W)\}\,\mathrm{d}l \tag{2.61}$$

现在定义与声速关联的物理量:

$$u(x,y) = [l/v(x,y)] - (l/v_W) \tag{2.62}$$

根据式(2.61),归一化传播时间 $T_0(\theta,s)$,就成了 $u(x,y)$ 的投影数据。

因此,只要在各方向上测定各点的超声波速的传播时间,就可以用一般的 CT 算法,进行声速分布的重建。

(2)衰减常数显示型超声波 CT

如果用发射器发射超声波束,并且在其对面用接收器检测透射束的强度,就可以像在 X-CT 中那样,将波束路径中的由于吸收散射造成衰减的大小的分布重建出来。

在图 2.21 中,设波束路径为 B_i,到达接收器的超声波束的强度为 $A(\theta,s)$,各点的衰减系数为 $a(x,y)$,则

$$A(\theta,s) = A_0 \mathrm{e}^{-\int_{B_i} a(x,y)\mathrm{d}l} \tag{2.63}$$

式中,A_0 是由发射器的输出强度以及由于射束扩散引起声场强度减弱等决定而不依赖于介质性质的参数。在介质为水的场合,射束中声场强度的减弱,可以看做仅仅是由于声束的扩散引起的。因此,测定的声场强度 A_W 与 A_0 是一致的,求得透射波束的强度,进而求得下式的 $P(\theta,s)$,就可以求得各点的衰减系数为

$$P(\theta,s) = -\lg[A(\theta,s)/A_W] = \int_{B_i} a(x,y)\mathrm{d}l \tag{2.64}$$

作为衰减系数显示器的一个例子,有一种对衰减系数的频率依赖关系进行重建和显示的方式。超声波在生物体内的衰减与频率有依赖关系,一般与频率成正比。因而,对若干个频率求出衰减值,计算这些值的差来显示,用这样的方法来减小测量的误差。

2.5.2　超声波的性质与投影数据的测定

超声波在水中(在生物体中差不多相同)具有约 1 500 m/s 的声速。空气中的声速为 340 m/s 左右,与水中的声速有很大的差别。因此,水(或生物体)与空气的界面对声音是极不匹配的,也就是说,在水与空气的界面上,超声波束接近全反射,几乎不能透过。因此,为了测定超声波的到达时间或衰减系数,必须采用水浸法,将对象体(生物体)与发射器、接收器浸于水中(或适当的匹配油中)进行测量。

通常,在采用超声波对生物体成像时,由于图像的分辨力以及生物体内超声波的衰减方面的考虑,一般选用 1～10 MHz 的超声波。因而,超声波与 X 射线不同,其波动性较强,产生了许多必须加以考虑的问题。

另外,生物体成像中所用的频率较低,以便对发射的超声波束的时间波形进行直接的控制,还可以对透过对象物的接收信号的时间波形进行观察记录。因而在超声 CT 得到投影数据的时候,不单是测定强度,还可以对发射、接收进行适当的信号处理后再进行检测。这一过程究竟怎样进行是超声 CT 的最重要的课题之一。

现在,假设发射器、接收器的间隔为 30 cm,检测到的传播时间应该是差不多 200 μs。为了区分出音速差为 1%(约 15 cm/s)的 3 mm 大小的组织,至少需要:

$$0.667 \ \mu s/mm \times 3 \ mm \times 1\% \ = 20 \ ns$$

精度的测量。另一方面,假定生物体的衰减为 1 dB/cm,生物体的大小为 20 cm,在透过生物体和水的场合,就会产生 20 dB 的差别。为了有效地测定,与此相适应的动态范围是必需的。而且,为了区分衰减率差为 0.1 dB/cm 的 3 mm 大小的组织,最低 0.03 dB 精度的测定也是必需的。

2.5.3　超声 CT 中波动性的影响

(1)超声波束的折射(非直线性)

超声波如果在声速不同的界面上倾斜入射的话,波束将不沿直线而被折射(见图 2.24)。另外,如果声速是逐渐变化的,则波束将描出一条曲线。因而测得的投影数据,并不在接收器、发射器间的直线上,而是弯曲后的波束线上的线积分值。用通常的 CT 算法进行重建就会产生误差。

(2)超声波束的反射与介质的方向性

在超声波束在生物表面及组织的界面上反射的场合,可以观察到波束在这些地方的衰减。但是,组织界面的反射率与波束的方向有关。因此,将其视为无方向性的散射是不合理的。将这样的投影数据用 CT 算法重建的话,就会产生误差。

这一问题不仅发生在反射时,对于有方向性的组织(如肌肉等)也会产生。

超声换能器的指向性与波束宽度使超声波束具有指向性,这对于排除直线路径以外的散射波束,提高收信的信噪比是必需的。但是,实际的波束不能成为一个细线,而是具有一定的宽度,这将使投影数据发生模糊。

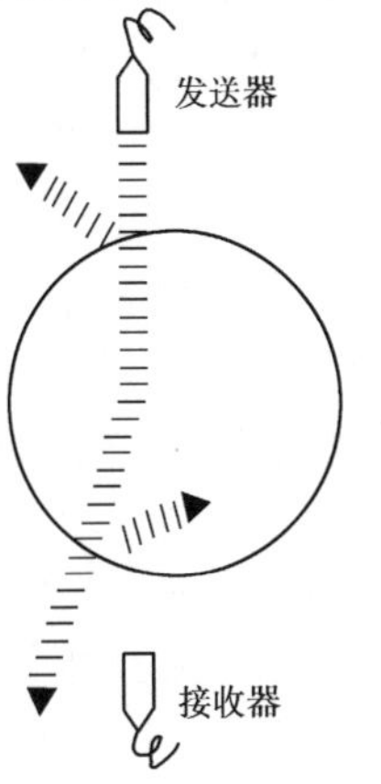

发送器

接收器

图 2.24　超声波束的反射和折射

(3) 由骨、气体引起的投影数据丢失

如果在超声波束的路径中有骨头或气体，由于波束不能透过，投影数据将产生丢失，使得断层图像的重建不能进行。

2.6　超声诊断成像的最新进展

2.6.1　彩色多普勒"功率法"成像

最近一种新的彩色多普勒成像技术，如功率法（能量法）成像已经提出并应用于临床，也有很大一部分扫描仪都选用这种技术代替普通多普勒平均频移，这种方法的显示包含了功率。这样做有以下优点：

①可以设定一个门限把噪声降到最低；

②数据平均以获得更高的信噪比；

③成像对多普勒角度的依赖减少；

④只要功率被测出，混淆现象就不再是问题，这样通过很小的血管的信号就能被测出。图像的产生和 X 射线造影比较相似。

这种方法的弊端是由于采用帧平均，因此，它对运动伪迹也特别敏感，而且图像没有包括血流速度和方向的信息。运动的问题可以通过谐波成像和注入造影剂相结合来解决。

2.6.2　时域流动测量

如前所述，多普勒测量仪器有很多缺点，包括很难测量出血流方向与声束的夹角，能测出的最大流速也受脉冲的重复频率限制。已经探索过在时域上测量血流的几种方法。以帧对帧的方式对 B 型成像血液流过时产生的斑点进行追踪和对来自血液的射频回波自相关方法很有前景。帧对帧的对斑点进行追踪方式能更好地从 B 型成像中获取血流信息且不需要其他硬件。缺点在于从血流来的信号太弱（在 3 ~ 10 MHz 的频率范围内），而不能准确地测量；而帧频太低（为 30 次/s），不能测量动脉内的血流速度。前一个问题可以通过注入造影剂来解决；第二个问题可以用一个高帧频的扫描仪来解决。

RF 回波信号的自相关由在超声束方向血细胞的流动而散射。考虑两组在 t_0, t_1 获取的 RF 回波，距离 z 由 $ct/2$ 的得出，c 是媒质中的声速，t 是传播时间，扫描仪接收的距离就是红细胞在血流中移动的距离，即 $z_1 - z_2$。它能由互相关关系和波形得出。$f(z) = f(ct/2)$，通过获得不同时间 t_0, t_1 值，而得出两个时间波形的互相关关系为

$$\zeta(\tau) = \int_{-\alpha}^{\alpha} f_{t_0}(t) f_{t_1}(t - \tau) \mathrm{d}t \tag{2.65}$$

这里，$\zeta(t)$ 是互相关函数，f_{t_0}, f_{t_1} 是由 t_0, t_1 得出的波形。互相关时间可以通过计算互相关函数中的 τ 变化求出，实际上它由 ζ 的最大值得出。只要 $z_1 - z_2$ 已知，速度 v_0 就能通过下面的等式得出：

$$v = \frac{z_1 - z_0}{T} \tag{2.66}$$

式中, $T = t_1 - t_2$ 为传输脉冲的重复时间。

这种方法已经应用在至少一种商业扫描仪上,它具有以下优点:

1. 由于没有干扰它能测出更慢的血流,高通滤波在多普勒系统中被用来除去太慢的流体回波信号;

2. 它要求的信噪比更低,这样就降低了成本,也不需要很高的帧频;

3. 没有混淆现象。如果 PRF 太低不能跟踪运动轨迹,就不能用于测量;

4. 由于使用更短的脉冲,因此空间分辨率更高。

例 2.1　一个超声时域图像血流测量系统要求 PRF 为 5 kHz,它被用于颈动脉的血流测量。自相关时间由两个由血管而来的连续回波波形的自相关函数得出,为 0.05 μs。假设由发生器发出的超声束与血流同向,求血流速度为多少?

解　传输时间和距离的关系为 $z = ct/2$

所以　　　　$\Delta z = z_2 - z_1 = (1.54 \times 10^5 \text{ cm/s}) \times (0.05 \times 10^{-6} \text{ s})/2 = 0.003\,9 \text{ cm}$

又脉冲波的时间间隔为

$$\frac{1}{PRF} = \frac{1}{5 \text{ kHz}} = 0.2 \text{ ms}$$

得血管中的血流速度为

$$v = 0.003\,9 \text{ cm}/0.2 \text{ ms} = 19.5 \text{ cm/s}$$

2.6.3　多维阵列

当前扫描仪所用的线形阵列只能在方位角平面,即成像平面进行一维的动态聚焦。聚集在决定切片厚度的高度平面(与成像平面垂直)的声束要通过塑型或遮蔽元的方式、激光方式机械地获得。换言之,线性阵列探测的聚焦区域是被固定在高度平面上的。因此,切片厚度在视野内变化,并且在近焦点处达到最小值。要进一步改进成像质量,就必须控制高度平面的声束。最终的方法应该是运用能够是二维声束聚集并沿着特定路线前进的二维阵列。但是,与一维阵列的分析方法类似的二维阵列的制造是十分困难且极其昂贵。超过 40×40 个阵元的标准二维阵列现已被用作三维实时体积成像的研究。目前,运用大规模集成技术来减小与阵元相关联的电子元件和发展新的相互联系技术的集中研究正在进行中。

2.6.4　三维成像与并行处理

由于超声成像是二维的断层摄影,如果成像平面被加以空间编码,则三维重建就能通过超声成像的复合切片轻松地脱机实现。三维超声成像的最有趣方面在于它让声束沿特定路线前进且动态聚焦在三维空间的二维阵列来实现三维实时成像的潜力。要完成这步工作,对数据的并行处理是必不可少的。在常规的超声成像处理过程中,任一时刻组织中只能传播一个声学脉冲。如果这个声学脉冲被同时发送到几个方向或者几个信息扫描线能被同时收集并进行处理,那么,扫描时间就能被大大缩短。在一个并行处理系统中,数据将由 8 个或更多方向获得,且每一个方向都传播了比一般声束更宽的脉冲。并行处理无疑增加了超声系统的复杂性及费用。

2.6.5　腔内与高频成像

由于超声在组织中的衰减程度与频率大小约成线性关系,因此,用于从体表对内部器官成像的频率范围受到病人病变位置所限。而把换能器固定到离器官更近,因而允许运用较高频率的腔内成像是一种新的选择。独创的以机械分区,线形阵列,或相位阵列的形式制成的特殊换能器对横贯食道,直肠,阴道及血管的扫描都是可行的。血管内的成像在技术上更具有挑战性,因为它需要的频率在 20 MHz 以上。在这些频率上,要解析动脉壁的内部结构必须要有足够高的分辨率。在开发运行在 30 ~ 100 MHz 范围内,用以对眼睛和皮肤的浅表结构成像的设备方面,人们已表现出日益增长的兴趣。超声成像和多普勒仪器已被运用于内窥镜检查的手术。这些设备十分有用,因为依靠视觉的光内窥镜检查仪器只能得到解剖结构的表面图像。由于外科手术者在内窥镜手术中不能运用触觉,因此,对表皮以下组织进行可视化的性能好坏成了诊断人体结构或器官的关键。

2.6.6 超声造影剂和谐波成像

自造影剂在放射学中运用以来,特定结构的 X 光图像被增强。例如,碘的化合物被注射到冠状动脉以使心脏中的冠状血管的图像更加清晰。类似的超声造影剂已经成功研制。由于声阻抗的不匹配,大部分造影剂运用了微小空气泡,这些气泡是极其坚韧的超声分散物。气泡的产生是化学反应或机械激励的结果。此外,气泡受到超声波的穿透就会产生共振。如果入射波被调制成气泡的共振频率,气泡产生的回声就会被进一步加强。如用 f_r 表示一个自由气泡,即没有外壳的气泡的共振频率,则它与气泡的半径 a 有关,表示为

$$f_r = \frac{1}{2\pi a} \sqrt{\frac{3\varepsilon p_0}{\rho\omega}} \tag{2.67}$$

式中,ε 表示特定的气体热量的比率,空气的 ε 为 1.4。P_0 是外界的压强,等于 1.013×10^5 Pa 或在 1 atm 下为 1.013×10^6 dyns/cm^2,$\rho\omega$ 是周围媒质的密度,如水的密度。

造影成像存在的问题包括产生合适的气泡大小与气泡寿命。更可取的方法是将造影剂注射到静脉,因为大量的造影剂一定能够穿越肺部的循环,而只有小于 8 μm 的气泡才能通过肺部的毛细血管。要求气泡保持它们的大小是源于当气泡成像或被监控时,它们的大小必须是已知或保持的,这样才能对血流灌注进行定量。为了延长血流中气泡的寿命,它们通常被密封在一些无毒的外壳中。Albunex 是一种经济的造影剂,由封闭在蛋白质外壳中的平均直径为 3 ~ 5 μm 的空气泡组成。当前大量生产的造影剂能在血流中保持几秒至几小时。

已发现一种新的含有气体的造影剂,在谐波成像和多普勒测量中的应用是令人鼓舞的。在谐波成像和多普勒测量中,被成像物周围的固定结构对成像及结果的影响减小了。注入了含有气体的造影剂后的谐波成像和多普勒测量成为可能,因为当微气泡被超声作用时,它们就会发生共振并发射出等于谐波频率的超声。等于谐波频率的超声只能在含有这些造影剂的解剖结构中产生。不含气体造影剂的组织理论上是不会产生共振谐波信号的。血管中的血流就是一个很好的例子。含有造影剂的血液会产生谐波信号而血管却不能。只有在谐波频率的回声被换能器检测到,血液与血管之间的对照才能在最后的谐波图像中被大大改进。为腹部器官(如胃和胰)具有更好的可视性,已经研制了用于超声成像中吸收或置换胃肠中气体的各种形式的口服造影剂。

2.6.7　超声弹性成像

弹性成像是一种超声成像的新形式,它显示了组织的弹性。它运用了两种不同方法,即静态和动态。静态方法如图 2.25 所示。其中,换能器的位移 X_t 将产生组织中的位移 X。一个区域的位移可用斑点模式的互相关来估计。接下来一个弹性常量就可能有应变与应力的比率计算出来,应变与应力分别定义为单位长度的位移和单位面积的受力。每一个像素或体素值可以测量并由色彩或灰度表示。此类型图像显示的信息不同于传统脉冲回波成像。因此,一个在 B 型成像时没有形成对比差异的物体在弹性成像中会大大提高其对比差异。动态的弹性成像或声弹性成像运用了一个外部振荡器,与组织弹性性质相关的组织运动被多普勒的方法加以监控,该技术已在诊断前列腺癌中广泛使用。

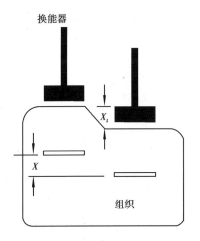

图 2.25　超声弹性成像　换能器的位移 X_t 将产生组织中的位移 X

2.6.8　彩色血流映射成像

上节的脉冲多普勒血流检测,其每次测量结果只是采样时间里采样体积内血球速度的平均值。如果要同时取得血管剖面上各点血流速度的分布情况,就要用多个采样体积沿声束与血管相交的各点分别取样,再经多通道检测处理,如图 2.26 所示。早期的多通道血流仪(如 GEC 公司的 Mavis 系列产品)采用的就是这种办法。

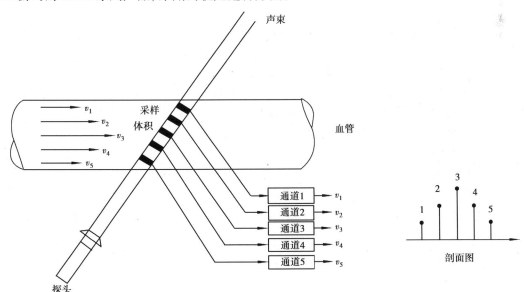

图 2.26　多门多普勒

能否只用一个通道直接由超声束回波信号同时估计出沿声束各点的血流速度,这是对血

47

流速度成像最早提出的问题。超声彩色血流映射(Color Flow Mapping,CFM,医学界通称"彩超"或"彩色多普勒")便是由此引出的第二代血流仪,CFM 的最初发展得益于雷达中的动目标显示技术(Moving Target Indication,MTI)。其中,主要思路是:

①用发射两次相干的超声脉冲,通过"静目标对消"来突出动目标的信息;

②由于逐次脉冲是相干发射的,因此,可以通过相位检测显示沿声束各点动目标的速度剖面。

以下简单说明两者的原理。

(1)MTI 技术

MTI 技术的含义是抵消静目标的回波,以突出动目标的回波。其原理在概念上很简单,如图 2.27 所示,每隔 T 秒发射一次短脉冲,各次发射的脉冲相位上是一致的(即所谓"相位相干"),因此,它们在静目标上引起的回波便应该一样。只要把前一次回波存储下来,延迟 T 秒再和下一次回波相减,便可以把它完全抵消。至于动目标,由于在两次回波中的位置不同,因而相减后不会抵消。这样就突出了动目标。问题是:由于静目标的回波比动目标要强 40 ~ 60 dB,完全抵消极不容易,即使是静目标的回波也是有随机起伏的现象。

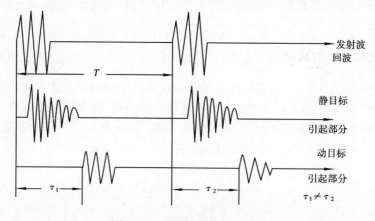

图 2.27　动目标与静目标回波

实现抵消首先得解决前次回波的存储和延迟。优先采用数字方法,可以直接对射频回波采样后存储。这时采样率必须很高,储存量也就比较大。也可以先对高频接收回波做正交相位检测,得到低频的 $v_A(t),v_B(t)$ 后,再采样存储,不但可降低采样率和存储量,而且还能检测出血流方向。

(2)相位检测

如图 2.28 所示,声束沿 d 轴发射。只考虑一个处在 d 轴上的运动散射子 p。t_1 时刻发射第 1 个脉冲。t_{p1} 时刻收到由 p 返回的动目标回波。设声波在两介质速度相同,都是 c,则往返时间为

$$t_{p1} - t_1 = \frac{2d_{p1}}{c} \tag{2.68}$$

式中　d_{p1}——探头与 p 点的距离。

设发射脉冲为 $e(t) = A\sin\omega_0(t - t_1)$,则在传感器上的回波脉冲为

$$r(t) = B\sin\omega_0[t - t_1 - (t_{p1} - t_1)] = B\sin\omega_0\left[t - t_1 - \frac{2d_{p1}}{c}\right] \tag{2.69}$$

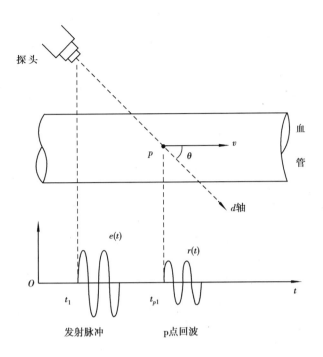

注:上下两图的坐标对应,只有象征意义,没有实际意义。

图 2.28　发射与回波

第 2 次发射如果是相干的,与第 1 次间隔为 T,则经坐标平移 T 后仍可以表示为 $e(t) = A\sin\omega_0(t - t_1)$。此时,如果动目标移到 d_{p2},则第 2 次动目标回波为

$$r(t) = B\sin\omega_0\left[t - t_1 - \frac{2d_{p2}}{c}\right] \tag{2.70}$$

比较两次回波的相位差

$$\Delta\phi = \omega_0\left[t - t_1 - \frac{2d_{p2}}{c}\right] - \omega_0\left[t - t_1 - \frac{2d_{p1}}{c}\right] = \frac{2\omega_0}{c}(d_{p2} - d_{p1}) \tag{2.71}$$

但 $d_{p2} - d_{p1} = vT\cos\theta$(见图 2.28),故

$$\Delta\phi = \left[\frac{2\omega_0 T}{c}\cos\theta\right]v \tag{2.72}$$

式中　v ——动目标运动速度;

　　　θ ——声束与流速夹角。

由式(2.72)可知,相位差 $\Delta\phi$ 与速度 v 成正比。这就是通过相位检测速度的基本原理。

如果 d 轴上同时存在多个以不同速度运动的散射子,则经上述处理后所有的动目标都会被突出,其速度可由各自的相位差估计出来。这样便可以只用一个通道测得血管内流速的剖面图(有些文献中又称这种方法为"单门多普勒")。应该注意,由式(2.72)可知,测得的只是速度的轴向分量 $v\cos\theta$。

图 2.29 是系统的主要方框图。静目标抵消器和相位检测器是它的基本环节。如果把它和传统多普勒系统做比较,静态抵消器相当于带通滤波,去除血管壁干扰和 PRF;相位检测相当于频率分析,时间平均相当于低通滤波。

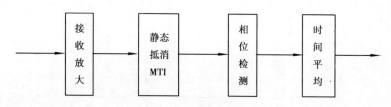

图 2.29　单门多普勒方框图

（3）自相关法定相位差

如何检测逐次回波的相位差,人们尝试过多种方案。目前,商品仪器中较流行的方法是由
Aloka 公司 Kasai 等人提出的"自相关法",图 2.30 是这种系统的原理方框图。信号接收部分
的前半段与脉冲多普勒系统相同,采用正交相位检测。输出的两路正交信号经 A/D 转换送入
计算机,先经 MTI 环节做静目标抵消,然后将两路抵消后的信号分别作为实部与虚部构成复
数信号 $z(t) = v_A(t) + jv_B(t) = A(t)e^{j\phi(t)}$, $\phi(t)$ 是 $z(t)$ 的相位。令 $z^{(1)}(t) = A(t)e^{j\phi_1(t)}$,
$z^{(2)}(t) = A(t)e^{j\phi_2(t)}$ 分别代表第 1 次和第 2 次回波经解调后的复数信号。证明任意时刻 t_0 的
$\Delta\phi(t_0)$ 可以通过相邻两次回波在 t_0 时刻的共轭乘积求得,因为

$$z^{(1)}(t_0)z^{(2)*}(t_0) = A^2(t_0)e^{j\Delta\phi(t_0)} \tag{2.73}$$

式中,$\Delta\phi(t_0) = \phi_1(t_0) - \phi_2(t_0)$,可知此乘积的相位便是 $\Delta\phi$。

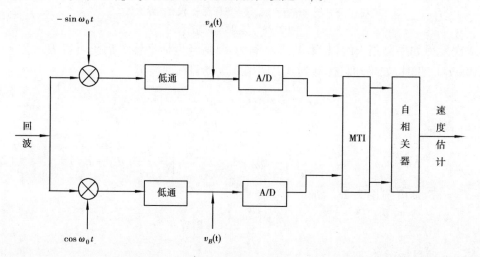

图 2.30　自相关法方框图

实际处理时,为了提高相位估计的稳定性,目前,商品彩色血流成像仪中均是令探头在同
一位置下做多次发射,取相邻回波在 t_0 时刻乘积的均值来估计相位的,即令

$$R_z(t_0\{T) = \frac{1}{M-1}\sum_{i=2}^{M} z^{(i)}(t_0)z^{(i-1)*}(t_0) \tag{2.74}$$

则相位估计

$$\Delta\hat{\phi}(t_0) = R(t_0 \mid T) \text{ 的相角} = \arctan\left[\frac{\text{Im}R_z(t_0 \mid T)}{\text{Re}R_z(t_0 \mid T)}\right] \tag{2.75}$$

式中,T 是发射间隔,M 是发射次数,Re,Im 分别是实部和虚部算子。这种算法被称为"自相关
法"的理由如下：

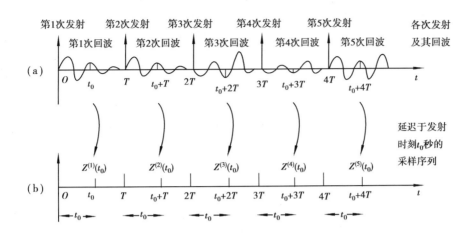

图 2.31 自相关法原理

如图 2.31(a)所示为记录下的回波信号,相邻发射的间隔为 T。把每次发射后延迟 t_0 秒的回波值加以采样,得到如图 2.31(b)所示的时间序列,并称各次采样值为 $z^{(i)}(t_0)$,$i = 1 \sim M$,则此序列在延迟等于 T 时的自相关值恰为

$$R_z(t_0 \mid T) = \sum_{i=2}^{M} z^{(i)}(t_0) z^{(i-1)*}(t_0) \tag{2.76}$$

由式(2.76)求得相位估计后,代入式(2.73)中,便可求得速度估计为

$$\hat{v}(t_0) = c\Delta\phi(t_0)/2\omega_0 T\cos\theta \tag{2.77}$$

令 t_0 取不同值便可以得到沿声束各点的速度估计。可知这一方法的特点是可以把沿声束各点的速度一次同时估出,而无须采用多通道。把每点的速度做伪彩色编码后重迭显示在二维 B 型图像上,便得到完整的彩色血流图。

2.6.9 超声血流测量的新进展

建立在相位检测基础上的脉冲多普勒与 CFM 有下述共同的不足:

①由于相位的周期性,因此,被估速度必须限制在一定的范围内。超出此范围便会产生迭合现象,造成估计错误;

②估计所得值实际只是物体沿声束方向的速度,因此,估计值受声束与流速夹角的严重影响。如欲得到实际速度,需要预知这个夹角值。也正是由于这个限制,使这类方法难于直接用于二维或三维速度场的估计;

③介于传感器和血管之间的传递媒质的声学性质(衰减和散射)会影响估计效果。

为了克服上述缺点,近年来,人们提出了一些新的速度估计途径。下面加以介绍。

(1)互相关法

此方法是从时域上考虑由于散射子

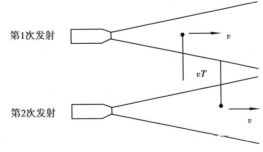

图 2.32 两次发射下动目标位置不同

的惟一而引起的回波时移(时间延迟)。它可以避免通过相位估计时产生的迭合问题。如图 2.32 所示,第 1 次发射引起的射频回波如记为 $s^{(1)}(t)$,则第 2 次发射的回波将为 $s^{(2)}(t) = s^{(1)}\left(t - \dfrac{2vT}{c}\right)$ 速度,其他因素均不考虑。T 是两次发射的时间间隔。将 $s^{(1)}(t)$ 和 $s^{(2)}(t)$ 做时间互相关为

$$R_s^{(1,2)}(\tau) = \int_{-\infty}^{\infty} s^{(1)}(t)s^{(2)}(t+\tau)\,\mathrm{d}t = \int_{-\infty}^{\infty} s^{(1)}(t)s^{(1)}\left(t - \frac{2vT}{c} + \tau\right)\mathrm{d}t = R_s^{(1)}\left(\tau - \frac{2vT}{c}\right)$$

$$(2.78)$$

式中,$R_s^{(1)}(\tau)$ 是 $s^{(1)}(t)$ 的自相关函数。可知当 $\tau = \dfrac{2vT}{c}$ 时,$R_s^{(1,2)}(\tau) = \max$。设此 τ 值为 $\tau_{\max}$,则

$$v = \frac{c\tau_{\max}}{2T} \qquad\qquad (2.79)$$

实际上积分上下限不是 ∞,而是由数据窗决定

$$R_s^{(1,2)}(\tau) = \int_{t_0}^{t_0+B} s^{(1)}(t)s^{(2)}(t+\tau)\,\mathrm{d}t \qquad\qquad (2.80)$$

式中　t_0——采样窗的起点;

　　　　B——窗宽。

如果采用 A/D 转换后的离散时间信号表示,式 2.80 变为

$$R_s^{(1,2)}(m) = \sum_{n=0}^{M-1} s^{(1)}(n_0+n)s^{(2)}(n_0+m+n) \qquad\qquad (2.81)$$

式中,n_0 是采样窗起点,M 是采样查内数据总点数,m 是对应于 τ 的移位值。考虑到互相关极大值未必恰好出现在离散采样时刻,可用抛物线拟合方法更准确地估计 $\tau_{\max}$,如图 2.33 所示。

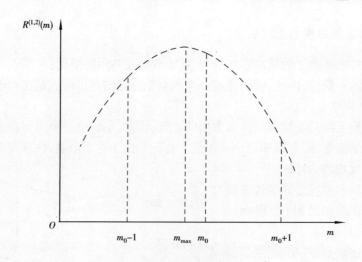

$$\tau_{\max} = m_{\max}(\text{采样间隔})$$

图 2.33　用抛物线拟合定 $\tau_{\max}$

改变 n_0 使之处于血管横截面的不同位置,就可以测得血管内血流速度的剖面图。

如果做 N 次发射,取任意两次发射的回波 $s^{(i)}(t)$ 和 $s^{(j)}(t)$,均可由互相关估计出速度为

$$v = \frac{c\tau_{max}^{(i,j)}}{2(j-i)T\cos\theta} \quad （设 j > 1）\tag{2.82}$$

式中，$\tau_{max}^{(i,j)}$ 是 $R_s^{(i,j)}(\tau) = \max$ 时的 τ 值；θ 是声束与流速间的夹角。

因此，如果做 N 次发射，可取任意两次回波 $s^{(i)}(t)$ 和 $s^{(j)}(t)$，按式(2.83)估计速度 $v^{(i,j)}$，然后取各 $v^{(i,j)}$ 的加权和作为速度的最后估计为

$$\hat{v} = \sum_{i=1}^{N-1}\sum_{j=j+1}^{N} \omega^{(i,j)} v^{(i,j)}\tag{2.83}$$

且

$$\sum_{i=1}^{N-1}\sum_{j=i}^{N} \omega^{(i,j)} = 1$$

式中，$\omega^{(i,j)}$ 是权重。估计值 $v^{(i,j)}$ 愈准确，其权重 $\omega^{(i,j)}$ 也愈大。

互相关法的应用如下：

①做一维流速剖面估计(图 2.34)，或二维流速分布估计(图 2.35)。当然直接测得的都是轴向速度分量。欲知实际速度还需要已知 θ 角；

②改进目前 CFM 中估计速度的方法，其处理方框图如图 2.36 所示(与图 2.29 相比较)。

(2)极大似然估计法

运动物体对发射脉冲回波的影响既表现在频率偏移上，又表现在各次回波间隔的变化上。例如，设

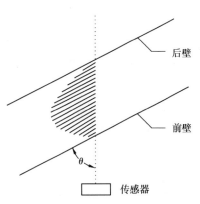

图 2.34 一维流速剖面估计

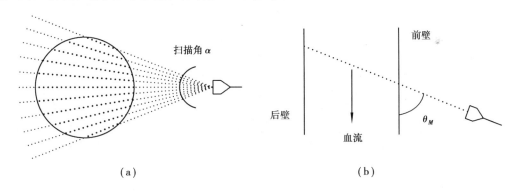

图 2.35 二维流速分布估计

(a)顶视图 (b)侧视图

$t = 0$ 时探头和散射子的距离为 d(图 2.37(a))。此时探头连续发射两个脉宽为 τ 的正弦脉冲，其间隔为 T(图 2.37(b)上一行)。散射子沿声束轴线以速度 v 运动。分析其回波情况。

设经时间 Δt_1 后第 1 个发射脉冲的起点与散射子相遇，开始产生回波。显然

$$\Delta t_1 = \frac{d}{c-v}\tag{2.84}$$

此回波再经 Δt_1 后返回探头。因此，第 1 个回波的起点将在 $2\Delta t_1$ 处(图 2.37(b)下一行)。

再看第 1 个回波的终点：τ 秒后第 1 个发射波的终点开始由探头发出。由于散射子此时已前移 $v\tau$ 距离，因此它与散射子相遇所需的时间为

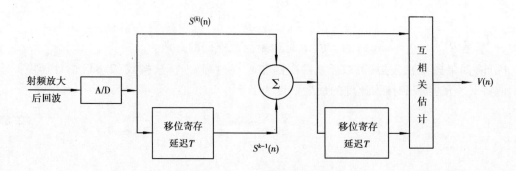

图 2.36　CFM 速度估计的改进

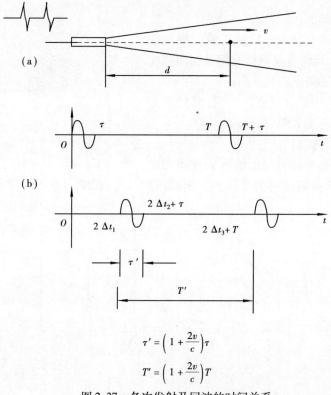

$$\tau' = \left(1 + \frac{2v}{c} \right)\tau$$

$$T' = \left(1 + \frac{2v}{c} \right)T$$

图 2.37　各次发射及回波的时间关系

$$\Delta t_2 = \frac{d + v\tau}{c - v} \tag{2.85}$$

此波再经 Δt_2 后返回探头。因此,从 $t = 0$ 时刻,所需总时间为 $2\Delta t_1 + \tau$。即第 1 个回波的终点应在 $t = 2\Delta t_1 + \tau$ 处。可知回波脉宽为

$$\tau' = (2\Delta t_2 + \tau) - 2\Delta t_1 = \frac{c + v}{c - v}\tau \approx \left(1 + \frac{2v}{c} \right)\tau \quad (\text{设 } v \ll c) \tag{2.86}$$

类似地求第 2 个回波的起点,往返需时为

$$2\Delta t_3 = 2\left(\frac{d + vt}{c - v} \right) \tag{2.87}$$

因此,从 $t = 0$ 算起的往返总需时为

54

$$2\Delta t_3 + T = \frac{2d}{c-v} + \frac{c+v}{c-v}T \tag{2.88}$$

可见两次回波的间隔为

$$T' = (2\Delta t_3 - T) - 2\Delta t_1 = \frac{c+v}{c-v}T \approx \left(1 + \frac{2v}{c}\right)T \tag{2.89}$$

式(2.87)和式(2.90)证明了运动散射子对回波的双重影响：

①就每个脉冲而言,持续时间由 τ 增加到 $\tau' = \left(1 + \frac{2v}{c}\right)\tau$。从频域上,即频率由 ω_0 降为

$$\frac{\omega_0}{1 + \frac{2v}{c}} \approx \left(1 - \frac{2v}{c}\right)\omega_0$$

即多普勒频偏等于 $\frac{2v}{c}\omega_0$。

②就各种脉冲的间隔而言,由 T 增加到 $\left(1 + \frac{2v}{c}\right)T$。传统的多普勒方法只考虑前一个因素,上节的时域互相关法只考虑后一因素。因此,更合理的方法应把这两者结合起来。极大似然估计正是这样一种估计方法。

文献在回波是单谱峰的所谓"渐近信号"(asymptotic signal)且为高斯分布的假设下,根据信号检测估计的基本原理,推导出散射子速度的似然函数表达式。由于在高斯假设下信号的似然函数与其相关函数间存在单调的对应关系,因此,推导结果实际就是一种相关检测(或匹配滤波),方案如下：

①设发射一组脉冲序列,则回波中将有 4 个反映散射子速度的特征：

a. 多普勒频移：$e^{j\left(\frac{2v}{c}\right)\omega_0 t}$,$\omega_0$ 是发射中心频率;

b. 脉冲重复周期 $T' = \left(1 + \frac{2v}{c}\right)T$,$T$ 是发射周期。

②由于回波是渐近信号,因此,每个回波脉冲都可以表示成对应解析信号的实部为

$$s(t) = \text{Re}\left[\tilde{A}(t)e^{j\omega_0 t}\right] \tag{2.90}$$

式中,$\tilde{A}(t) = A(t)e^{j\phi(t)}$ 是回波的复数包络,且 $\phi(t)$ 就是多普勒频移对应的相位变化 $\left[\phi(t) = \left(\frac{2v}{c}\right)\omega_0 t\right]$,$A(t)$ 是解调后的包络函数。

前述的两个特征也将反映在回波信号的复数包络上。即复数包络的频率为 $e^{j\left(\frac{2v}{c}\right)\omega_0 t}$,各次包络的间隔是 $\left(1 + \frac{2v}{c}\right)T$。

③可以用如下的 $\hat{R}(t)$ 作为参考信号,对回波的复数包络 $\hat{A}(t)$ 做检测：

$$\hat{R}(t) = \sum_{k=0}^{N-1} E\left[t - \Delta - kT\left(1 + \frac{2v}{c}\right)\right]e^{j\left(\frac{2v}{c}\right)\omega_0 t} \tag{2.91}$$

式中,$E(t)$ 是发射脉冲经传感器传递函数及中间媒质衰减、散射等做后波形的包络函数,Δ 是由于探头与散射子初始位置间距离引起的时间延迟;K 是发射脉冲的序号,共发射 N 个。

④根据检测估计理论,在散射子互相独立,均匀分布,且回波服从高斯分布等假设下,可以

推导出散射子速度的似然函数为

$$L(v) = \left| \int_{-\infty}^{\infty} \hat{A}(t) R^*(t) dt \right|^2 = \left| \sum_{k=0}^{N-1} \int_{-\infty}^{\infty} \hat{A}(t) E\left[t - d - kT\left(1 + \frac{2v}{c}\right) \right] e^{-j\left(\frac{2v}{c}\right)\omega_0 t} dt \right|^2$$

(2.92)

当 $L(v) = \max$ 时,参考信号中的 v 值恰与 $\hat{A}(t)$ 的实际速度相等,因此,取使 $L = \max$ 的 v 值作为速度的极大似然估计。

式(2.93)既可以用互相关方案(图2.38),又可以用配有延迟线的匹配滤波方案实现(见图2.39(a))。图中 P 是参与处理的脉冲个数($P < N$)。匹配滤波的另一种实现方案(见图2.39(b))。

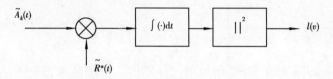

$$\widetilde{R}^*(t) = \sum_k E[t - \Delta - k]\left(1 + \frac{2v}{c}\right) e^{-j\frac{2v}{c}\omega_0 t}$$

图2.38　互相关实现

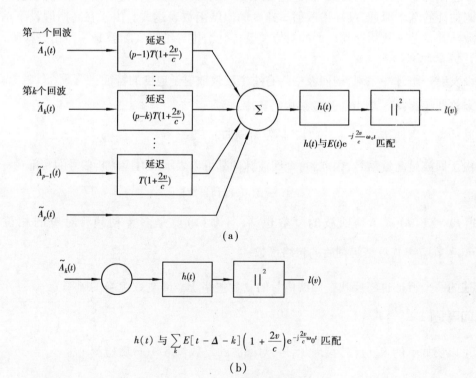

(a)

$$h(t) \text{ 与 } \sum_k E[t - \Delta - k]\left(1 + \frac{2v}{c}\right) e^{-j\frac{2v}{c}\omega_0 t} \text{ 匹配}$$

(b)

图2.39　匹配滤波实现

(3)其他问题

以上方法所检测的实际上仍是速度的轴向分量。为了估计流速场中个带内的速度矢量(如心腔内的流速分布)需确定垂直于声束轴的速度分量 $v\sin\theta$(也称为横向分量)或消除 $\cos\theta$

对速度的影响(所谓"与角度无关的血流测量")。为此,提出了如下方法:

①采用多声束探头,且各声束夹角为已知;

②图像序列中动目标的二维跟踪。根据运动目标在连续多帧 B 型图像上的位置,通过二维互相关确定目标的运动方向与速度。

由于这些方法概念比较直接,这里不再重复赘述。

另一个值得注意的问题是 Newhouse 在 1987 年提出的"横向多普勒"概念。可以证明,当运动目标以横向速度 $v\sin\theta$ 沿垂直于声束轴线方向渡越声束时,由于声束的宽度有限,仍可能探测到多普勒现象。特别是对有聚焦的声束,现象更加显著。这是由于此时声场并非严格地垂直于声束轴线的平面波(也就是,由于声束横截面上场强的非均匀性),因而并不保证横向速度处处都垂直于声场。可以证明,当激励是单一正弦波时,这样产生的多普勒谱的谱宽不但与探头直径及焦距长度有关,而且与横向速度的大小有关。因此,由谱展宽程度可以估计 $v\sin\theta$ 值。目前,已有人将此原理用于颈动脉狭窄与堵塞的判别。

2.7　超声的生物效应

尽管超声是一种无创的辐射形式,但如果它的强度增大继而超过了一定限度,则生物学效应就会不可避免地发生。超声的生物学效应可分为两类:热效应与机械效应。热效应是由于组织吸收了超声能量引起温度的升高而产生的。机械效应是由于超声的机械扰动而产生并由微小空气泡或空化效应的产生而显现。目前,国际上一般认为超声对人体的安全阈值为 100 mW/cm^2。一个专业的制造组织协会制订了一套标定声输出的标准。这些量值是热指数与机械指数,它们分别与热效应和机械效应有重要关系。制造商们都被鼓励在扫描监视器上标出这些指数。

热指数(TI)定义为换能器产生的声能量与使组织温度升高 1 ℃所需能量的比值。热指数决定于组织种类。显然,骨头吸热与软组织不同,因此骨头的热指数与软组织也不一样。当换能器产生的 TI 值大于 0.4 时,数值就应当在监视器上显示出来。机械指数(MI)与空化效应产生的概率有关且与峰值稀释压力成正比,与超声频率成反比,因此,发生空化效应的可能性随超声强度的增加而增加,而随频率的增加而减少。机械指数不应超过 1.9。这些指数的引用是为了鼓励操作者在对病人进行扫描时遵守 ALARA 规则,即尽可能合理地低到可以达到的程度。

自 20 世纪 60 年代以来,随着超声诊断的广泛应用,人们对超声的生物作用和安全问题也开展了许多研究,但是由于超声的生物效应和机理比较复杂,许多问题至今仍无明确的定论,需要继续深入研究。

2.7.1　超声波的生物效应

按照生物和人体结构的层次分别说明超声生物效应的一些实验结果。

(1)生物大分子

超声对水溶液中的大分子尤其是 DNA 的作用很明显,其效应主要是导致降解。用频率 $0.25\sim4$ MHz、强度 1 W/cm^2 的超声照射,能使 DNA 的双螺旋断裂,平均分子能量从 10^7 降到

0.25×10^6。双螺旋结构的断裂首先发生于分子的中间部分,其机理可能是由于超声引起液体的空化作用将螺旋链切断。

(2)细胞

超声对细胞的作用研究最早是在微生物和其他单细胞的水悬浮液中进行的,观察到的普遍效应是导致细胞膜的破裂,这是后来发展的用超声波破碎细胞技术的基础。超声波在导致孤立细胞发生致命损伤以前,主要是引起细胞膜的损伤,如超声照射引起细胞电泳迁移率下降,反映了细胞膜表面静电荷的减少,另外还观测到某些细胞对一些有毒药物的通透性有所增加。引起这些效应的机制可能是超声的空化作用,而空化作用只有在液体中才能发生,因此,上述效应在活组织中是否发生有待进一步证实。

对受到超声照射的单细胞进行显微观察,例如,把海生动物的受精卵放在靠近以 20 kHz 频率振动的针尖处,可看到细胞的核质发生声学流动、变形,并在细胞内出现一些碎片。在强度小于 40 mW/cm^2、频率 1 MHz 的超声束照射后,可观察到植物原生质的粘弹性—弹性的改变。有人报导,用 2 MHz,11.5 mW/cm^2 和 38.4 mW/cm^2 的超声,照射孵化了 50 h 的鸡胚胎 3 min。继续孵化 52 h 后,与对照组比较,用胚胎的体节计数测定,剂量 11.5 mW/cm^2 组中,发育延迟者大于 97.5%;38.4 mW/cm^2 的组中,发育延迟者大于 95%。

(3)生物组织

生物组织对超声有相对高的吸收系数和低的热传导率,因此,与单细胞悬浮液比较,超声引起的温度上升成为主要问题。组织中温度的升高极易导致其功能的改变,这可能是超声理疗的物理基础。超声入射到软组织和骨的界面时产生的局部热量很重要,这种情况下可能有相当一部分能量以横波形式辐射进入软组织,而软组织对横波的吸收系数比对纵波要大得多。医学应用上,通过对超声波聚焦,照射皮下一些病变组织,用来治疗腰肌扭伤、疼痛,关节周围发炎和软组织的炎症等都是有效的。

1)对血流和血管的作用 用频率 1 MHz、强度小于 0.5 W/cm^2 的超声照射小血管,可使血流阻断,血细胞聚集在间隔为半波长的带中,看来此效应是由驻波造成的。以较弱的超声照射血管,可引起扩张,以强超声照射血管,则引起血管收缩。用超声直接照射颈部迷走神经,可看到明显的降压作用。

2)对恶性肿瘤的作用 因为人体组织吸收超声能量产生热而引起局部温度升高,故可用超声作为人工加热治疗肿瘤的一种手段。实验表明,高强度的聚焦超声可破坏神经胶质瘤和抑制肿瘤生长,用峰值聚焦强度达 1 000 W/cm^2 和持续时间 2 s 的超声波照射,表明可抑制移植到小鼠的神经胶质瘤的生长,并注意到超声照射增强了鼠的免疫活性。

3)对组织再生的作用 有实验报导,超声可以刺激组织的再生。用兔耳实验性损伤作实验,利用频率 3.6 MHz、强度 0.5 W/cm^2、脉冲持续时间 2 ms 的超声波,隔日进行 5 min 的照射,可使损伤的修复率达 30%。

2.7.2 超声波的生物作用机制

能够引起生物效应似的生物作用,可分为热作用、机械作用和化学作用,而空化现象则同时包含了上述 3 种作用。

(1)热作用

超声在介质中传播时被吸收的能量可转化为热能。下面讨论介质对超声能量的吸收和转化的分子机理。

1）弛豫过程对超声能量的吸收

一个介质体系能量能够以分子的振动、转动、晶格的振动、平移等多种形式存在。当超声通过介质时，可使一种或多种形式的能量增加。例如，在超声的机械作用下，可压缩介质内一个小体积元，使其温度升高，从而使该体积元内的分子平动动能增加。如果不发生任何形式的能量转换，则在压缩变为稀疏期间，分子的平动动能将会还原为波动能量。但是，介质中分子增加的平动能因耦合作用会转变为其他形式的能量，如转变为振动能。这种转变有一个弛豫过程，即分子的平动能和振动能相互转换需要一定的时间，因此，当压缩变为稀疏的半周期中，还原了的声波与原来的声波之间就产生了相位差，并且振幅减小了，一部分超声能量被介质吸收了。

由于超声传播过程中介质分子能量转换的弛豫现象而发生的能量能够吸收，与介质本身的特性和超声频率有关。前者因介质的微观结构和物理化学性质的差异，影响平动能和其他形式能量相互转化的弛豫时间及能量分配比例，后者影响两种形式的能量还原为波动能时的相位和幅值。由于能量转换的弛豫过程引起的能量衰减常数随频率的变化如图 2.40 所示。

经典的声能吸收理论只考虑了介质的粘滞性和热传导，认为吸收系数与频率平方成正比。但在生物活体中，生物大分子（主要是蛋白质）对超声的吸收占重要地位，其吸收特性与分子内和分子间能量传递和转换的弛豫过程相关，因此，生物物质的超声吸收系数与频率表现出如图 2.40 所示那样复杂的关系。

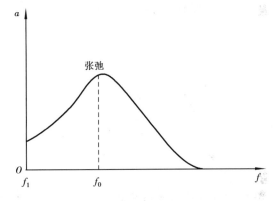

图 2.40　生物物质的超声吸收系数与频率的关系

2）超声的热效应

生物组织吸收的超声能量大部分转化为热能，导致组织的温度升高。在超声频率为数兆赫兹的中等强度时，热作用占重要地位。在软组织中，被吸收的总能量中有 80% 左右是由于上述的蛋白质分子能量转换弛豫过程而吸收的。超声束对围绕蛋白质分子的水合层的振荡压力作用引起蛋白质分子的重新排列，并可能导致其分子构象或结构的永久变形。

（2）机械作用

超声波对介质的机械作用可分为辐射压和声压两种因素引起的，现分述如下：

1）辐射压强

当超声入射到两种介质的界面时，除反射和透射外，在界面处还产生一个稳定的沿传播方向的静压强，称为辐射压强。与交流电中有直流成分相类比，压强波动中也有定向成分，即辐射压强。

辐射压强对生物体可引起两种效应：

①骚动效应　当强超声束通过液体时，可看到很强的骚动效应，如水的沸腾现象和喷射现象。这种骚动作用可使蛋白质变形、细胞变形等；

②摩擦现象　辐射压给予溶液中的溶剂和大分子以不同的加速度运动，从而使小分子（如水）和大分子（如蛋白质和核酸）之间发生强烈摩擦，其力量之大可能导致 C＝C 键的断裂

而使大分子降解。

（3）化学作用

超声有多种化学作用，如增加化学反应速度，促进氧化、分解等。用超声处理能加速氧化作用，特别是对胶体系统的化学键和范德瓦尔斯型的分子键有明显作用。影响超声化学作用有诸多因素：频率、迁移、持续时间、温度等。超声的化学作用认为是二级效应。超声首先引起组织内空隙、电现象、升温、压强变化等效应，它们都可以继而引发化学效应。

（4）空化作用

在液体内部一般都含有大量的亚显微气泡，在超声的机械振动作用下，由于气泡周围液体中溶解的气体向气泡析出，这些气泡会逐渐膨大。当气泡增大到和超声波长差不多时，气泡就相当于谐振腔，其谐振振幅可比入射超声的振幅大几个数量级。该系统的谐振频率为：

$$f = \left(\frac{1}{2\pi\tau_0} \right) \left[3\gamma \left(P_0 + \frac{2\sigma}{r_0} \right) / \rho \right]^{\frac{1}{2}}$$

式中　　r_0——气泡半径；

　　　　γ——比热比（C_p / C_V）；

　　　　P_0——液体的静压强；

　　　　σ——表面张力系数；

　　　　ρ——液体密度。

上述现象称为"稳定空化"。这种在液体内部发生的变化，可以两种方式使生物的结构发生变化。首先，在组织结构之间引起的相对振荡运动，在周围液体中趋向于建立稳定的冲击流，从而在局部产生很高的速度梯度，足已破坏细胞的膜系统和生物大分子。其次，由于剧烈振荡的结果，气体在微气泡中被压缩时，使局部产生极高的温度和压强的突变，从而引起电离作用，以致把具有高度化学活性的自由基群以很高的浓度向周围液体中释放，其效果和电离辐射作用相似。

稳定空化无疑对在培养液中的悬浮细胞起重要作用。产生稳定空化作用现象需要一定的条件，首先要有提到的超声持续时间，在医用超声仪器中使用几个微秒宽度的脉冲超声源时，不会出现空化现象。其次，随着超声频率的增加引发空化现象需要的超声强度也逐步提高。另外，空化的发生与液体中溶解的气体量有关。因此，空化现象在活体的组织器官中是否存在尚缺乏证据。

（5）超声生物作用规律

目前，对超声与生物相互作用规律的认识还很不明确，下面就实验得到的结果做一概括。

首先，超声引起的生物损伤与频率有相反的关系，即频率越低，对生物组织的损伤程度越大。用 5 MHz 以上的超声照射生物组织不产生显见的损伤。其次，不同的超声强度引起的生物损伤也不同，如弱超声照射的氧化作用较大。当超声强度增大时，机械作用变强，而氧化作用则减弱。从生物效应后果考虑，引发不同的生物效应需要不同的频率范围和不同的最低强度以及不同的持续时间，表 2.10 和表 2.11 分别给出连续波和脉冲波引发一些生物效应所需要的超声频率、强度和持续时间条件。

表 2.10　连续波照射获得阳性结果的最低强度

照射强度 /(W·cm^{-2})	接通时间 /s	频率 /MHz	研　究　结　果
0.08	3 600	2	染色体变型(人血)
0.02	3 600	2	染色体变型(人血)
0.022 5	36 000	6	染色体变型,人胚胎细胞在子宫照射
0.04	180	1	细胞的固有粘滞弹性变化,Helodea
0.1	600	0.87	生长速度(人细胞)
0.2	60	0.8	染色体变型(蚕豆属)
0.3	30	1	发育异常(蜂蛇属)
0.4	180	1	脱氧核糖核酸退化
0.4	1 200	0.8	发育异常(蜂蛇属)
1	36 000	2.2	分裂速率,人胎儿成纤维细胞
1.3	3 600	1.5	生长速率(蚕豆属)
1.7	30	3	硫酸盐代谢(荷兰猪皮)
7	20	3	神经冲动传导
15	10	1	破裂(小白鼠细胞)
20	600	3	永久性变化(内耳)
25	120	3	鱼虫的生存
30	480	1	脱氧核糖核酸退化
35	7.3	1	神经冲动传导
60	30	1	非致热性损害(肝脏)
170	600	1	变形虫(Amoeba)的生存
200	60	0.85	耳蜗毁损
200	120	1	脱氧核糖核酸退化
650	0.5	2.7	脑损害
1 000	30	1	永久性变化(肌肉)

表 2.11　脉冲波照射获得阳性结果的最低强度

照射强度 /(W·cm^{-2})	脉冲持续 时间	脉冲 间歇期	平均强度 /(W·cm^{-2})	总时间 /s	接通时间 /s	频率 /MHz	研究结果
0.5	2 ms	8 ms	0.1	300	60	3.5	创伤愈合率(兔耳)
10	20 μs	180 μs	1	300	30	1	细胞离子活动度
	1 ms	9 ms					
	10 ms	90 ms					
25	10 ms	100 ms	2.3	300	27	3.5	脊髓损伤(鼠)
	10 ms	200 ms	1.2	600	29		
	10 ms	300 ms	0.8	900	29		
	10 ms	400 ms	0.6	1 200	29		
40	20 μs	180 μs	4	300	30	1	发育畸形(鸡胚)
56	10 ms	100 ms	5.1	300	27	2	肝损害(鼠)
105	20 μs	200 μs	9.5	300	27	6	肝损害(鼠)

虽然超声的生物效应随作用强度和时间而异,但许多实验表明,即使总能量不变(单位时间的作用能量与作用时间的乘积相同),不同类型的超声和不同的照射方式所产生的生物效应并不相同,因此,没有发现超声生物效应的累积效应。

(6)超声诊断的安全剂量

有人综合各种实验结果,总结出一种超声诊断安全剂量图,如图2.41所示。

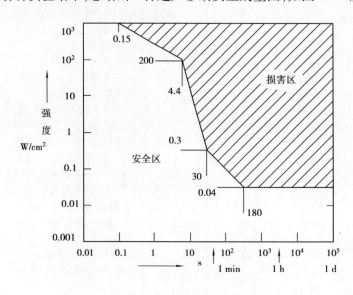

图2.41 超声安全剂量图

由图2.41可见,对人体安全照射的超声剂量随照射时间而变。如只照射1 s,剂量可达500 W/cm²,而照射1 min时,则安全剂量只有100 mW/cm²了。在某一段区域内,安全剂量的强度和时间的乘积基本是一常数。在时间很短时,人体可承受较大的强度,例如A型超声诊断仪的脉冲超声强度高达2~10 W/cm²,但因脉冲宽度只有毫秒量级或更短,因此其平均强度只有毫瓦量级了。另外,超声的安全剂量应以不同检查对象和部位而异,例如,检查胎儿的安全剂量以控制在20 mW/cm²和30 min内,而检查成年人的腹部器官等可控制在40 mW/cm²和60 min。

2.8 超声治疗

因为高强度的超声产生的生物学效应,超声在许多年前就用做治疗目的。根据治疗过程中暴露的持久度与强度等级,超声治疗的运用可分为高热与无创两类手术。一般而言,组织暴露在持久而低强度的超声中属于超声的高热热疗。在强度等级为几个到几十个 watts/cm² 时,持续期通常是10~30 min,组织温度可升高到43~45 ℃。对于无创手术,持续期通常较短(几秒钟),但强度等级较高(几百个 watts/cm²)。目的在于在短时间内使换能器聚焦区域的温度升高到70~90 ℃。在这个温度范围内,细胞就会立即发生死亡。高强度的聚焦超声手术在许多疾病的临床治疗中是十分有效的,包括良性前列腺增生,眼部肿瘤和视网膜撕裂。

尽管超声治疗仪已有商业上应用,但仍然存在一些技术上的困难。要想获得广泛的认同,这些困难是必须克服的。最大的问题就是对无创的温度监控。目前,人们正在研究超声成像与磁共振成像,对在原位置温度的升高进行估计。另一个问题在于对声束的适当聚焦。运用在成像中的相阵技术现在正在试用于治疗超声。的确,设计能处理高超声能量的换能器就像找到一种合适的监控温度的方法一样具有挑战性。

思考题与习题

2.1　什么是超声波?它有哪些特性?在医学超声工程和临床中是如何利用这些特性的?

2.2　试求 3.5 MHz 的超声波在肝、肾、脂肪、血液中的波长是多少? 7.5 MHz 的超声波在晶体、玻璃和巩膜中的波长是多少?

2.3　超声衰减的重要成因是什么?生物软组织衰减的规律是什么?

2.4　试比较 A 型、B 型、M 型 3 种显示方式的异同。M 型仪器结构与 A 型的仪器结构有哪些主要不同?

2.5　简要说明 B 型超声成像技术的基本原理。

2.6　简要说明超声多普勒效应的原理。如何应用这种原理来检测血流速度?

2.7　若组织的衰减值是 0.5 dB/(MHz·cm),试求探测深度为 14 cm 时的超声多普勒仪的最佳发射频率。

2.8　若发射脉冲的最大重复频率取 1 KHz,组织声速 1 570 m/s。求最大探测距离和能接收的最高多普勒频移是多少?

2.9　超声多普勒的优点是什么?连续波超声多普勒仪是如何进行鉴幅、鉴频和鉴相处理的?

2.10　平面波公式的计算方法是 $e^{j(wt-kz)}$ 和 $e^{j(wt+kz)}$ 的形式,一个代表波向 z 轴正向传播,另一个代表向负向传播,为什么?

2.11　一个峰值压力为 2 MPa 的 3 MHz 的平面超声波入射在声阻抗分别为 1.5 和

2.12 MRayl的两种媒质的交界面。

①计算传播和反射的压力和强度。

②如果阻抗为 1.5 和 1.3 MRayl,重新计算①。

③P_t 能比 P_i 大吗?为什么?

④从①和②得到的结果,证明 $I_i = I_t + I_r$。

2.12　计算 1 MHz 的超声在①空气中②水中③肝脏中传播且强度衰减到入射值的一半时所走的距离。当频率增大到 5 MHz 时重复计算。

2.13　用一个 96 元素的线形阵列来对子宫里的胎儿进行实时成像。母体的厚度加上一个足月胎儿可能需要 20 cm 的穿透深度。假设 16 个元素作为一组来构成一条扫描线:

①在一个成像构架中有多少条扫描线。

②扫描仪的构架率为多少?

2.14　用一个 128 元素线形阵列的 5 元素辅助孔径来构成一个声束,如图 2.10 所示。两元素间的带宽为 0.2 mm,元素宽为 0.5 mm。在接收期间,声束聚焦在 P 点,位置在辅助孔径前 1 mm 处。计算与边缘的两个元素相关的中心元素实现合适聚集时的时间延迟。

2.15 用一个 5 MHz 的 CW 多普勒流量计来监测颈动脉中的血流。监测角度与血流成 $60°$。血流速度为 40 cm/s。多普勒频移为多少？

2.16 组织的变薄会影响超声成像系统的轴和侧面的计算方法吗？证明你的答案。

2.17 为避免在脉冲多普勒或脉冲回声成像系统中的重叠现象，从身体中的最深结构反射的回声必须先被接收到，然后下一个脉冲才能被发射。于是，最大穿透深度 z_{max} 决定了脉冲多普勒或脉冲回声成像系统的 PRP。假设一个脉冲多普勒系统的 PRP 至少是多普勒最大频移的 2 倍，证明 $z_{max}v_{max} \leq c^2/8f$，其中，$v_{max}$ 是最大速度，c 是血流中的超声速度，f 是超声频率。

2.18 计算水中的胶原质球体的分散横截面，假设胶原质的压缩度为 2.3×10^{-11} cm²/dyn。解释为什么作为超声对照药剂，空气泡比胶原质更理想。

2.19 计算在血流和空气中发生共振且频率为 2 MHz 的空气泡半径。

第3章

X射线成像技术

3.1 电离辐射的基本知识

3.1.1 电离与电离辐射

所谓电离就是指原子的轨道电子逸离原子的过程,它包括直接电离和间接电离。前者主要是由具有足够动能的带电粒子与原子中的电子相互碰撞引起,而间接电离主要是指不带电粒子(光子、中子)在引起核转变过程中产生出的新的高能粒子,由这些粒子再直接或间接引起电离。

3.1.2 常用的辐射单位

(1)照射量及其单位

它是衡量X射线或γ射线对空气的电离本领的一个量,定义为:X或γ射线在空气中产生同一符号的离子的总电荷绝对值Q对空气质量m的微商,即

$$X = \frac{\mathrm{d}Q}{\mathrm{d}m} \tag{3.1}$$

单位为伦琴(R),1 R是1 cm³干燥空气(0.001 293 g)在X或γ射线照射下产生的正(负)离子的总电荷量为1静电单位电量时的照射量。照射量只能用于X或γ射线对空气的效应,而更关心的介质是人体组织,因此,引入辐射剂量来描述被照介质吸收辐射能量的大小。

(2)吸收剂量

它描述每单位质量的被照介质所吸收的平均辐射能量,其定义为

$$D = \mathrm{d}E/\mathrm{d}m \tag{3.2}$$

单位为Gy:

$$1 \text{ Gy} = 1 \text{ J/kg} \tag{3.3}$$

另一单位为rad:

$$1 \text{ rad} = 100 \text{ erg/g} = 0.01 \text{ J/kg} = 0.01 \text{ Gy} \tag{3.4}$$

不同物质对辐射能量的吸收不同,因此,论及吸收剂量必须说明吸收物质的种类。

(3)剂量当量

在生物系统中,相同的吸收剂量未必产生相同程度的生物效应,为了比较不同类型辐射引起的生物效应,引入一个能反应特定类型辐射引起的线质因数(品质因数)Q,将 $D \times Q$ 后就可用同一尺度来比较不同类型辐射所造成的生物效应的严重程度,记 $D \times Q = H$,H 称为剂量当量,即

$$H = D \times Q \tag{3.5}$$

单位为希沃特:

$$Sv = Gy \times Q \tag{3.6}$$

另一单位为雷姆:

$$rem = rad \times Q \tag{3.7}$$

因 $\qquad\qquad$ 1 Gy = 100 rad $\qquad$ 1 Sv = 100 rem

Q 与辐射引起的电离密度有关,规定 γ 辐射的 $Q = 1$,其他类型辐射的 Q 值见表 3.1。

表 3.1 常见辐射的 Q 值

辐 射 类 型	Q 值
X 射线、γ 射线或电子	1
热中子	2.3
快中子或质子	10
α 粒子和多电荷粒子	20

3.1.3 辐射的生物效应

电离辐射与物质的相互作用,实际上是一种能量的传递过程,辐射的部分能量为被照物所吸收,从而引起其内部发生各种物理的、化学的、生物的变化,并从临床症状表现出来。

电离辐射的生物效应,可分为躯体效应和遗传效应两类,前者出现在受照者身上,后者出现在后代身上。

电离辐射与普通的光电辐射的基本区别在于前者具有足够的能量引起电离,并与被照体细胞组织、体液等相互作用,引起物质的原子激发或电离,因而可以直接使机体内某些大分子结构受破坏,甚至直接损伤细胞的结构。

3.1.4 电离辐射的防护

事物都是一分为二的,电离辐射既可造福于人类,也会给人类带来危害,因此防护是必要的。

电离辐射对人体的作用方式分为内、外照射两种,为防止或减少人体受到内照射,必须尽可能切断放射物质进入人体的各种途径,减少放射性核素进入体内的一切机会;外照射防护的基本措施是缩短接触放射源的时间,增大离开放射源的距离和采取适当的屏蔽措施,即在辐射源与人之间放置能有效吸收射线的物质,如铅、铁、混凝土等。

3.2　X 射线的物理基础

3.2.1　X 射线的产生

1895 年伦琴在研究阴极射线时,意外地发现了一种人眼看不见的射线,它能穿透许多物质,因此时对此射线还不够了解,故以未知数"X"命名,亦称 X 射线或伦琴射线。

X 射线是一种高能光子束,它与光线、无线电波等属电磁波,它的发生需要两个基本条件:

①高速运动的粒子流;

②适当的阻止粒子流运动的障碍(由于高速运动的粒子骤然减速,部分动能转换成 X 射线发射出来)。

X 射线就是由于靶物质受高能运动粒子轰击而发射,发射形式有两种:

(1)连续辐射

连续辐射是高速带电粒子在靶物质的原子核电场作用下,改变运动方向和速度所损失的动能中有一部分转化为能量等于 $h\nu$ 的光子辐射出去。

由于各个带电粒子与原子核相互作用的情况不同,辐射光子能量也不一样,具有连续的能量分布。

当用 X 射线管产生 X 射线时,X 射线光子的能量取决于管电压 V 的大小,且有如下关系:

$$h\nu_{max} = eV \tag{3.8}$$

式中　ν_{max}——电磁波最大频率。

X 射线的波长为

$$\lambda_{min} = c/\nu_{max} = \frac{hC}{eV} \tag{3.9}$$

式中　C——光速;

e——电子电荷;

h——普朗克常数。

若波长单位为 $\text{Å}(10^{-8}\,\text{cm})$,其他量取相应单位制代入

$$\lambda_{min} = \frac{12.4}{V(k\nu)} \tag{3.10}$$

可见管电压上升,波长下降。

式(3.10)成立的前提是:假定管压为 V 的 X 射线管中,有一个电子从灯丝向阴极靶面加速移动,打击靶面时,速度突然降到零,并以 X 射线光子的形式释放其全部能量,则这个电子可能引起的最短波长 λ_{min} 由式(3.10)给出,然而,大多数电子只能做不同程度的减速,即以不同的衰减来释放能量从而产生各种波长的 X 射线光子:

$$\lambda = \frac{12.4}{\alpha V} \quad (0 < \alpha < 1) \tag{3.11}$$

不同管压下产生 X 射线谱如图 3.1 所示。

谱线特征是:给定管压会产生连续波长的 X 射线,波长由 λ_{min} 开始,上升到一个最大强度

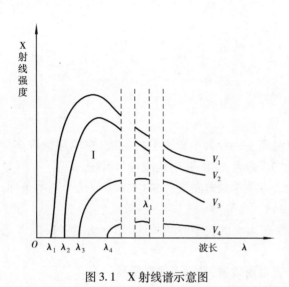

图 3.1　X 射线谱示意图

后即较缓慢地向长波方向逐渐降低。当 V 上升时 λ_{min} 下降，且发射强度提高。

（2）特性辐射（标识辐射）

高速电子与原子内层电子相互作用，而将内层电子轰击使原子呈不稳状态。当具有较高势能的外层电子填补内层电子的空位时，就要释放多余能量。这种能量辐射称为特性辐射或标识辐射。

只有在一定条件下才能产生标识辐射，因管压小被加速电子所获能量不足以击出靶原子的内层电子时，便无标识辐射。标识辐射的 X 射线波长是由跃迁电子能量差决定的。它与高速电子的能量（管电压）无直接关系，主要决定于靶物质的原子序数，原子序数越高，产生的标识辐射的波长越短。

3.2.2　X 射线的基本特性

X 射线其本质和普通光线一样都属于电磁波，只是其波长比可见波更短，介于紫外线和 γ 射线之间，它具有波动—微粒二重性。每个 X 射线光子具有一定的能量 hv，并以光速直线传播，同时服从光的一般规律，但由于光子能量大，还具有普通光线所没有的性质。在与物质相互作用过程中，X 射线具有如下几种主要特性：

（1）物理特性

①穿透作用：X 射线的波长很短，对各种物质具有程度不同的穿透能力。

②荧光作用：某些物质受 X 射线照射而激发，当其恢复常态时，释放出可见的荧光。

③电离作用：具有足够能量的 X 射线光子，不仅可以从原子中击脱电子产生一次电离，脱离了原子的电子还能与其他原子碰撞产生二次电离。在有机体中，X 射线的电离，将会诱发各种生物效应。X 射线的治疗作用实质上是利用其产生的生物效应。

（2）化学特性

①感光作用：X 射线与可见光一样可使摄影用的胶片感光，即胶片乳剂中的溴化银受 X 射线照射感光，经化学显影还原出黑色金属颗粒，其黑度取决于感光程度。X 射线摄影就是利用其化学感光作用，使组织影像出现在胶片上。

②脱水作用（着色作用）

某些物质经 X 射线长期照射后，因结晶脱水而逐渐改变颜色，如荧光屏、增感屏等。

（3）X 射线通过物质，因被物质吸收会产生各种效应（能量转移）

①光电效应

X 射线光子与原子的内层电子相互作用的过程；产生条件：X 射线光子能量必须大于或等于电子结合能，且 X 光子将全部能量 hv 传给光子，光子本身消失。其产物是，荧光放射、光电子及正离子。

②康普顿散射

入射 X 光子与原子外层电子相碰撞,光子一部分能量传给电子,并将其中原子击出,能量减小了的光子,波长增大且改变运动方向,成为散射光子。

产物是:散射光子、反冲电子及正离子。

③电子对的产生

当能量大于 1.022 MeV 的 X 光子进入吸收物质行近原子核时,受到核子的作用,它可以突然消失而转换成一个正电子和一个负电子,这一过程即电子对的产生。如果光子能量超过 1.022 MeV 则超过部分将成为所产生的电子对的动能。

以上 3 种过程,就光子能量来说:在能量小时,占主要作用的是光电效应;中等能量时,以康普顿散射为主;能量大时,才有电子对的产生,且随能量加大,电子对的产生慢慢增多。就吸收物质的原子序数来说,轻元素中散射比较重要,而光电效应和电子对在重元素中作用较大。

3.2.3　X 射线的量与质

从物理意义上讲,X 射线的量表示 X 射线束内的光子数目;X 射线的质表示这些 X 射线光子的能量,但难以用直接简便的方法测出,因此,实际工作中常用 X 射线管的工作参数如管电压、管电流来描述量与质。

单位时间内通过与 X 射线方向垂直的单位面积的辐射能量,称为 X 射线强度,并用 I 表示

$$I = \sum N_i h\nu_i = N_1 h\nu_1 + N_2 h\nu_2 + \cdots$$

式中,N_i 表示具有能量为 $h\nu_i$ 的光子个数,显然增大管电流即增加奔向阳极的热电子,亦即 N 增大,增大管电压,即增加两极间电场强度,可使每个光子 $h\nu$(能量)增加,这两种情况都可使 X 射线强度增大,通常是在管电压不变时,用管电流来调节 X 射线的强度(单位 mA)。

在 X 射线诊断中,常用 X 射线管的管电流与曝光时间(产生 X 射线的时间)之积来表示 X 射线的量(mA·S)。

在治疗方面所用 X 射线量的单位为 R 伦琴,剂量率为伦琴/秒,物理意义上讲,X 射线的质是指 X 射线光子能量分布情况,加于 X 射线管的管压越高,两极间电场强度越大,电子到达靶的能量越大,产生的 X 射线波长越短。因此,可用管电压来反映 X 射线的质,其实用单位为 kV_p。

在实用中还用"硬度"来描述 X 射线的穿透能力,"硬度"越大,表穿透能力越强,它与管电压有一定的关系,表 3.2 表明了 X 射线分类及用途。

表 3.2　X 射线质的分类及用途

名　称	最短波长/Å	管电压(kV_p)	用　途	滤过板材料
极软 X 射线	2.5～0.62	5～20	软组织摄影	胶纸板
软 X 射线	0.62～0.12	20～100	透视与摄影	铝片
硬 X 射线	0.12～0.05	100～250	较深组织治疗	铜片
超硬 X 射线	0.05 以下	250 以上	深部组织治疗	锡、铅

"半价层"是 X 射线质的一种常用述语。

定义:就是使一束 X 射线强度减弱到初始值一半时,所需的吸收体的厚度。它反映 X 射线束的穿透能力,X 射线对不同物质穿透能力不一样,因此,对一束 X 射线,描述其性质的半价层,也可用不同滤过板的不同厚度表示。

3.2.4 实用 X 射线的产生条件

①具有一个电子源(阴极):用以发射电子。

②具有一个受电子轰击而辐射 X 射线的物质称为阳极或靶。

③为加速电子,在阳、阴极之间加上较高的电压,使电子在强电场作用下被加速,获得电场能。

④为使高速电子在加速过程中不受气体分子阻挡而损耗能量,同时保护阳极不被氧化,阴极及靶内必须处于机械强度较高的抽真空的 X 射线管内。

3.2.5 X 射线对人体的穿透能力

X 射线对人体组织穿透性能的差别是 X 射线医学影像的基础,在人体组织中,密度大的吸收 X 射线多,一般 X 射线不易通过。通透性如表 3.3 所示。

表 3.3

易透过性组织	中等透过性组织	不易透过性组织
气体 脂肪组织 (密度小)	结缔组织 肌肉组织 软骨组织 血液 (密度近于水)	骨骼

3.3 X 射线诊断设备

3.3.1 概述

随着 X 射线的出现,产生了 X 射线诊断设备,它提供了了解人体内部结构、器官功能的方法,解决了人们与疾病斗争中一直遇到的一个难题,常用的 X 射线诊断设备是常规的 X 射线机。

医用 X 射线机是利用 X 射线的物理性能及生物效应对人体脏器或组织进行检查与治疗,它是现代医学诊断的重要工具,它主要由控制台、摄影台、X 射线管和高压发生器等几个部分组成。

X 射线诊断设备的发展历程如下

第 1 阶段:1895—1949 年,X 射线设备自动化水平低,只能在暗室透视,X 射线照片只能提供一个重叠的阴影像,只了解人体组织宏观形态的情况变异。

第 2 阶段:20 世纪 50 年代初,随电子、化学、光学工业的发展,影像增强器和闭路电视系统与 X 射线机配套使用,该系统使 X 射线图像增加了亮度,提高了分辨率,由暗室向明室操作过渡,并为图像处理提供了基础。

第 3 阶段:20 世纪 70 年代以来,随计算机及信息技术的发展和应用,X 射线诊断设备进入了计算机时代,出现了 X-CT,清除了 X 射线图像的重叠模糊,提高了密度分辨率,X-CT 的出现,并没使常规设备淘汰而是继续发展,如影像增强器的改善等。

3.3.2　X 射线机的分类

X 射线机按强度分为:

$$
\begin{cases}
\text{治疗 X 射线机} \begin{cases} \text{大型(管电流 1 000 mA 以上)} \\ \text{中型(管电流 100 ~ 1 000 mA)} \\ \text{小型(管电流 100 mA 以下)} \end{cases} \\
\text{诊断 X 射线机}
\end{cases}
$$

X 射线诊断就是利用 X 射线穿透人体各组织(器官)时衰减程度不同,而在显示器上呈现不同对比的影像。

3.3.3　X 射线机的组成

X 射线机由主机和外设两大部分组成。主机系指主电路及其元部件所构成的系统,包括电源箱、控制台、高压发生器和 X 射线管等设备,称为 X 射线机的硬件。外设则指除主机以外的各种辅助和直接为临床诊断服务的设备,如透视显像用的荧光屏,摄影感光用的增感盒,调节视野用的遮光器,保证摄影清晰用的滤线器等。

(1)X 射线管

它是 X 射线机的核心部件,是 X 射线输出源,目前,使用的是高真空热(电子式)阴极 X 射线管,它主要由阴、阳极组成。

X 射线管及其基本电路如图 3.2 所示。

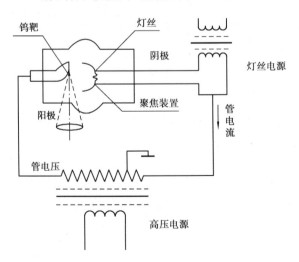

图 3.2　X 射线管基本原理图

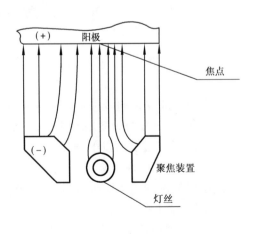

图 3.3　阴极和阳极结构示意图

1)X射线管的阴极

阴极主要由灯丝及聚焦装置组成,灯丝起电子发射器的作用,一般用0.05~0.5 mm直径的钨丝制作,聚焦装置在灯丝附近,与灯丝处于同电位,可使电子更好地聚焦于阳极,焦点大小与灯丝尺寸及灯丝在聚焦装置中的位置有关。

2)X射线管的阳极

阳极是承受高速电子冲击而产生X射线的地方,常用的有固定阳极和旋转阳极。

固定阳极X射线管一般用于治疗设备或少数特殊用途的小功率X射线机,而在诊断设备中,由于要求焦点小、功率大、曝光时间短,固定阳极散热能力适应不了,因此,几乎都采用旋转阳极,使电子束在不同时间冲击在焦点轨迹上不同的地方,这种X射线管的最大优点是性能稳定和X射线强度及穿透能力在一定范围内可任意调节,因此,X射线机的电路结构必须满足X射线管的下列要求:

①供给一个较低的但可以变化的灯丝电压,使灯丝受热而发射电子,同时可任意改变灯丝加热温度,也即要有可以改变管电流的装置。

②供给一个很高的且可变的管电压,使灯丝电子以高速撞击阳极而发射X射线,同时可任意改变其穿透力,即要有管压可变的装置。

③有一个能控制且可以任意选择的X射线发射时间的装置,使X射线管管电压,在预定时间内接通或断开,即要有可控制X射线曝光时间的装置。

因此,管电流、管电压和曝光时间是决定X射线机性能的3个重要参数。

(2)高压整流电路及中频高压发生器

为了满足上述X射线管的要求,所有的X射线机都有供给灯丝电压的降压变压器及供给管电压的升压变压器,因为管电压必须保证阴极为负,阳极为正,才使灯丝发射的热电子获得奔向阳极的加速力,因此,升高的高压必须加以整流,整流后的电压稳定性对X射线的质与量都有极大的影响。

3.4　X射线机的常用诊断设备

为了获取人体组织、器官或病变的信息,只有X射线机还不够,必须要有必要的诊断设备。

为了避免原发X射线进入人体组织后产生的(比其波长更长)续发射线(向四周发射),对胶片影像的影响,故必须使用滤线设备,将此影响消除。常用的有以下几种:

(1)遮光器(控制原发射线)

又称为缩光器、视野调节器,它装在X射线管管套放射窗口处,是控制X射线照射视野及定位的重要装置,主要用于调节X射线照射视野定位。

(2)集光筒(遮线筒)

它与遮光器的作用相同,其主要差异是照射视野不可调节。

(3)滤线器

它是减少续发射线的有效工具,应用时被置于被照体与胶片之间,其作用是直接减少续发射线(不同于遮光器和集光筒),临床上往往二者同时使用以提高性能。

其主要组成部分是滤线栅,它由许多薄铅条与可透 X 射线的物质相互间隔粘结压制而成。

当 X 射线通过滤线栅后,原发 X 射线被铅条吸收一部分,致使到达胶片的原发射线减少,因此,在使用滤线器摄影时,应适当改变照射条件,如不增加管电流和曝光时间,则增加管电压约 10 kV 也可获同样效果。

原发 X 射线 λ 越短(管压越高),强度越大(管电流越大),散射线越多,受到散射的面积越大越厚,对照片质量的影响也越严重。

3.5　X 射线透视

3.5.1　X 射线透视

由于人体各组织、器官在密度、厚度等方面有差异,故对入射的 X 射线的吸收不同,透过量也不同,透过的 X 射线与荧光屏相遇时就形成明暗不同的像点构成的图像,其暗处对应人体密度高,对 X 射线吸收多;亮处表示密度低,对 X 射线吸收少,临床医学根据解剖学、病理学等知识,分析这个影像,即可判断组织器官的形态和功能,这就是 X 射线透视检查。

例如,在作胸透时,两肺透过的 X 射线多,而心脏透过的 X 射线少,荧光屏上可形成清晰的肺脏影像。

X 射线透视不仅可观察器官的形态,还可观察器官的活动情况,如心脏冠状动脉的搏动,膈肌的运动以及肠胃的蠕动等。

3.5.2　荧光屏

它是利用 X 射线对物质的荧光作用,从而将人眼看不见的 X 射线影像转换为可见光影像,它是 X 射线透视产生影像的部件,它由荧光纸、铅玻璃和薄胶合板组成,其表面为保护层,其下是荧光屏。

透视检查具有方便、简单、费用低等优点,但也具有以下局限和不足之处:

①与其他方法相比,被检者和医生不可避免地要接受剂量,胸透要比胸部照相的 X 射线剂量大得多。

②不能留下客观记载。

③所观察的影像是经两次影像转换,即 X 射线透视影像转换为荧光屏的荧光影像,此影像再变为人眼视网膜上的光影像,由于荧光屏亮度有限,荧光物质颗粒较大,人的视觉灵敏度不高,因此在此转换过程中,较细微解剖结构影像变得模糊不清,甚至观察不到。对早期较小的病变,结构复杂的部位,如头颅、骨盆、腹部等都不易观察清楚。

为了提高 X 射线透视的影像亮度,在 20 世纪 50 年代研制了 X 射线影像增强器,它可使荧光屏的亮度提高 1 000 倍。

3.5.3　X 射线影像增强器

它可大大增强荧光屏上亮点的亮度,其重要意义在于使间接摄影及电视观察成为可能。

它是一种电真空器件,内有输入荧光屏、光电阴极,聚焦电极、阳极和输出荧光屏等,其工作原理是:X射线穿过受检物,进入真空管并投射到荧光屏上,在屏上形成被检体的X射线影像,它作用在半透明的光电阴极上,使其发射出低能量的光电子,其数量决定于荧光屏图像各点的亮度。这样,X射线影像及其强度的变化,被变为具有相应电子密度变化的电子图像,电子在管子两端高压作用下加速和聚焦,管压越高,加速后电子能量越大,并以此能量到达接收屏,在接收屏上形成一个很亮的图像,这是一幅亮度增大,尺寸缩小的倒置图像。

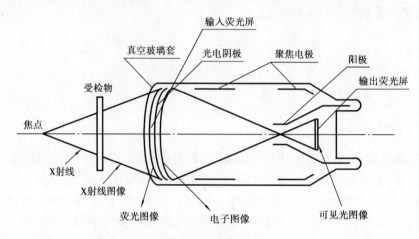

图3.4 影像增强器

产生亮度增益的原因有以下两点:

①是由于电子在静电场中被加速,增加了能量使输出屏能激发更多的可见光子,产生通量增益。

②是由于输出屏尺寸小于输入屏,从而增加了光密度,产生了缩小增益。

总的亮度增益等于二者之积。

影像质量取决于输入屏的分辨能力和背景噪声。

3.5.4 医用 X 射线电视

由于电视技术的发展,影像增强器的出现,使X射线电视在临床诊断中得到广泛应用。

(1)工作原理框图

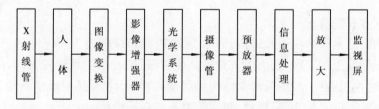

图3.5 医用X射线电视工作原理框图

由图3.5可知,医用X射线电视,除X射线光子到可见光的图像转换及影像增强器外,其余部分与工业用闭路电视工作原理基本相同,但对临床X射线电视有其特殊要求:它是一种低照度、微光闭路电视,不仅如此,X射线电视对信噪比和分辨率的要求也比一般电视高,在一般电视图像中局部混杂有极淡薄的固定干扰阴影往往无关大局,而X射线诊断中,重叠在图像中极为淡薄阴影和小点常常表现为严重病灶所在,这样就要求 X 射线电视对成像具有良好的调制传递函数。

(2)医用 X 射线电视的优点

①亮度高,使 X 射线透视摆脱了暗室操作。

②X 射线的剂量低,透视所需剂量仅为一般荧光屏透视所需剂量的 1/10 左右。

③提高了影像的清晰度,由于剂量低,有可能使用更小焦点的 X 射线管。

④可供多人同时观察,扩大会诊和教学效果。

⑤便于传递、录像和图像的信息处理。

⑥便于实现遥控、遥测,使观察者完全避免了 X 射线辐照。

⑦便于进行动态记录和观察。

3.6　普通 X 射线摄影

3.6.1　普通 X 射线摄影

用胶片代替荧光屏,透过人体的 X 射线就作用在胶片上。由于各组织、器官的密度、厚度不同,故对 X 射线的衰减就不同,对胶片的感光程度就不同,于是形成 X 射线影像,这就是普通 X 射线摄影。

由于胶片的感光度高,这样 X 射线剂量较 X 射线透视少得多,且因胶片感光颗粒小,它比 X 射线透视能显示更细微的病变,且胶片可长期保存,可走出暗室,在日光下读片。

它不像透视可在现场直接观察,而需在暗室中进行显影、定影处理,应注意,它与透视影像的明暗正好相反,如在透视的荧光屏上,骨骼部位是暗的,而在摄影胶片上,骨骼部位是明亮的。

3.6.2　X 射线胶片

X 射线摄影时,X 射线透过人体的拍摄部位,投射到 X 射线胶片上,使之感光形成潜影,然后通过显影、定影等化学处理,把潜影变成可见光影像,即 X 射线照片,医生对照片上的影像细节进行判读,从而确诊患者的病变所在和病情。

胶片结构如图 3.6 所示。

感光药膜是形成影像的主要材料,其主要成分是:卤化银和明胶,卤化银颗粒一般只有 1~2 μm左右的直径,颗粒越细,对提高 X 射线胶片的清晰度和解像力越有好处。

解像力:胶片分辨被照体细节的能力也称分辨力。

清晰度:是表示这些被分解出来的线条边缘是否清晰,不同于解像力。

为了保证 X 射线照片的质量,除充分了解和

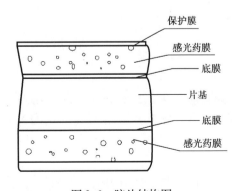

图 3.6　胶片结构图

发挥 X 射线胶片的性能外,还要注意投照条件的选择和显影加工处理等。它们与 X 射线照片影像和形式有很大关系。

一张合格的 X 射线照片,除应保证摄影部位与质量、位置的选择符合临床要求外,还应具备下列 4 个条件。

①照片能表示出足够的能为肉眼识别的适当密度。

②具有能分辨出 X 射线吸收差异的适当对比度。

③能反映被照体细节,保持良好的明锐度。

④能保持被照体的原有形态具有较小的失真度。

3.6.3 暗室技术

曝光的胶片要在暗室中进行显影、定影及水洗和干燥,这称为暗室技术。

①显影:是把胶片乳胶中已经感光形成的潜影还原为 Ag,从而形成可供观察的图像。显影过程就是把曝光的胶片浸入显影液中。

②定影:其作用是把显影后剩余下来,未还原的溴化银溶解掉,使还原了的银固定下来。

③水洗和干燥:经定影的胶片,要用清水冲去定影液和被溶解了的银化合物,而后把胶片放入烧片机中干燥或自然干燥。

3.6.4 增感屏

它是增加胶片感光度效应的装置。

实际 X 射线摄影中,为增大胶片的感光,缩短曝光时间,提高影像的清晰度,常采用的增感措施是:在暗盒中,将胶片夹在两级增感屏之间,然后进行曝光。

增感屏有 3 种,它们同为层状结构,其构成及原理如下:

①金属增感屏:将金属箔粘贴到硬纸板上制成。增感原理是:当射线光子辐射到金属箔上时,发射散射光子,由于金属箔很薄,散射光子偏离原方向不大,由于被检体引起的散射光子能量小,且金属箔对这些光子有较强的吸收,因而金属增感屏可改善图像质量。

②荧光增感屏:将荧光物质涂于纸板上,并在荧光物质表面粘贴透明的保护层,在射线照射下,荧光物质发射荧光,使胶片感光速度加快十倍到百倍。

③金属荧光增感屏:在纸板上粘贴金属箔,金属箔上涂荧光物,再粘保护层,它同时具备上述二者之优点,它使感光速度大增,图像质量提高。

3.7 X 射线特殊检查技术

用普通 X 射线摄影,一般得不到很明显的组织、器官图像,但采用某些特殊方法,则可使之有很清晰的图像显示,这就是所谓的 X 射线特殊摄影。

3.7.1 X 射线造影检查

人体内有些器官与周围组织密度的差异不大,对 X 射线吸收相近,用一般方法难以获得这些器官和组织的可供观察的图像。若将某种造影剂,引入欲检查的器官内或其周围,人为造成器官与周围组织的密度、原子序数上的差异,这样再进行 X 射线的透视和摄影时,器官的图像就可清楚地显示出来,这就是 X 射线造影检查。

造影剂可分为阳性和阴性两种,阳性的密度与原子序数明显高于观察的器官的密度与原子序数,阴性正好相反。阳性对 X 射线吸收较强,阴性则吸收较弱,透视时阳性造影剂占据的部位对应暗的部分,其余部分是明亮的,从而把器官结构显示出来,拍片时明暗情况正好与此相反。

3.7.2　静电 X 射线摄影

它应用于临床始于 20 世纪 50 年代,它操作简便速度快,不消耗银,故得到广泛的应用。目前主要应用于乳腺检查、骨关节病变和外伤,血管造影,肺断层,泌尿系统等。其方法有很多,常用的一种方法是干板摄影,其原理如下:

主要利用半导体材料如硒的光电导特性,用真空镀膜的方法在铝板上镀上一层硒层,制成硒板,硒板在黑暗的情况下,用电晕放电方法使之表面带上一层均匀电荷,而后放在暗盒内进行 X 射线曝光。曝光后由于硒板电阻率的改变,其表面电荷随接受 X 射线量之多少而作相应的衰减得到一静电潜像,然后在硒板上喷洒带异性电荷的粉末如滑石粉等。由于静电吸引而在硒板上形成一幅可见的粉末图像,此图像可转印到白纸上,用加热方式或有机溶剂如丙酮固像,便可进行图像永久保存。硒板用毕后,刷去粉末,便可充电再用、一块硒板可用几千次,其工作过程如图 3.7 所示。

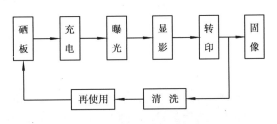

图 3.7　干板摄影原理框图

3.7.3　常规 X 射线断层摄影

X 射线透视或摄影所得到的影像实质是人体各部位各脏器和组织的立体影像在平面上的重叠投影,这会造成读片困难。为了把需要研究的区域与周围组织结构分离出来,则产生获得二维平面信息的像即断层像,此方法即断层摄影,为区别于计算机断层摄影通常又称为常规 X 射线断层摄影,又称为多层或体层摄影。

其原理是:利用 X 射线管和胶片以人体所需检查部位为轴,作相对方向相反的匀速运动,这样和轴心同在一个平面上的组织都能获得清晰的影像。而与轴心不在一个平面上的各组织,由于其影像在胶片上的位置连续变化的结果,而变得模糊不清。断层摄影的方式有许多种,按其机构运动的轨迹可分为:直线式、圆周式、弧线式、螺旋式等形式,下面通过直线式来说明原理。

如图 3.8 所示,在曝光时间内,X 射线源沿水平方向由 $S_1 \rightarrow S_2$,同时底片由左→右,水平地保持一定相对速度移动,由图可见,需要研究的剖面如果和轴心在同一水平面上,那么,P 在胶片上的像点位置就始终不变,同一剖面另一像点 R 的位置始终处于胶片左端 1/5 长度的位置,

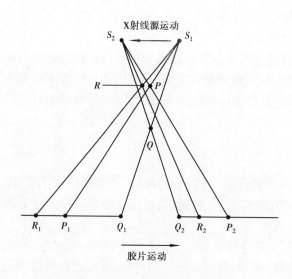

图 3.8　常规 X 射线断层摄影原理图

但不在此剖面的 Q 点,在胶片上的像点却占据从胶片的右端到左端的位置上,即 Q 的像点比 P 像点模糊得多,这样就可在胶片上获得 PR 剖面的清晰断面影像。

实际操作中,用一长金属杆连接放射源与胶片暗盒,使其匀速反向运动,杆的支点选在被检人体欲摄取的剖面上。改变支点高度,就会得到一系列不同高度水平断面的图像,从而得到病变的空间位置及分布情况。

断层摄影必须满足 3 个条件:

①X 射线管的焦点与胶片必须作方向相反的匀速运动。

②X 射线管的焦点、金属杆的支点及胶片中心三者始终在同一直线上。

③X 射线管焦点到支点的距离与支点到胶片中心的距离比值恒定不变。

3.8　X 射线计算机断层成像(X-CT)

3.8.1　概述

在三维的世界里,人类的视觉系统是观察三维物体的外表面,然后利用双目视差判断物体的前后次序。对于不透明物体内部结构的观察,则必须切开物体。自从 1895 年伦琴发现 X 射线以来,人们懂得了让 X 射线穿过物体进行无损探测,然后再根据物体对 X 射线的吸收和散射情况来推断物体的内部结构。这就是通常的 X 光照相。

但是,这种常规的 X 光照相是把一个三维物体以二维形式显示出来,它不可避免地会丢失大量信息。

假如把物体视为大量薄片,它们一片挨一片地构成整个物体,那么,当一细束 X 射线穿过物体时,被穿过的每一薄片都使射线衰减掉一部分。但测量得到的只有一个信息,即最终强度。因为每一薄片的单个信息都重叠在一个平面之中了,深度信息则已被破坏,每片的空间上互相分离的特点也混淆在一起了。

X 射线计算机断层成像(简称 X-CT),是一种把三维物体的每一片层取出来加以单独研究的成像技术。其目的是为了获得物体内各层的信息。

它采取的手段是,让一束 X 射线透射待研究的物体;同时使这个 X 射线源相对待测物体旋转,得到不同角度的投影像。每个投影像都是物体各片层信息的综合。再利用计算机将这些综合信息的数据加以分析,可得到每一片层的数据。最后,将这些数据分别加以重建,即得到每层的图像。

X-CT 是以测定 X 射线在人体内的衰减系数为基础,采用一定的数学方法,经计算机处理重新建立断层图像的现代医学成像技术。

1917 年奥地利数学家 Radon 从理论上证明,利用 X 射线的投影数值,可以重建二维或三维图像。所谓"投影"指 X 射线在某方向角上投照被检物体,在与 X 射线垂直的平面上截获的透射 X 射线,所谓"数值"就是透射的 X 射线的衰减值。但重建图像的信息量太大,因此直到具有快速计算功能的计算机问世后,这种重建图像的出现才成为可能,1972 年美国制成用于临床的第一台 X-CT,最初 X-CT 用于脑组织检查,随后又出现了全身 CT,心脏 CT,发射型 CT(E-CT)。现代的 X-CT,具有多种功能,且可进行定量诊断,已成为放射诊断中的重要检查手段。X-CT 的问世,标志着 X 射线诊断设备进入了计算机时代,它能提供体内断层图像,为诊断体内疾病提供了一种无损诊断的极好方法,为此 CT 的发明者 G. N. Hounsfield 和 Carmark 获得了 1979 年的 Nobel 医学奖。

3.8.2　普通 X 射线摄影与 X-CT 的比较

①普通 X 射线摄影会出现多器官的重叠图像,而 X-CT 是用断层的投影数据建立图像,图像是清晰的。

②X-CT 因采用近于单能的窄束 X 射线投照,被检体检测器的尺寸也很小,因此散射线对图像影响不大。

③X-CT 的密度分辨率可达 0.1% ~ 1%,而普通 X 射线摄影为 10%。

④X-CT 图像的伪像和干扰要比普通 X 射线摄影复杂得多。

⑤X-CT 图像的空间分辨率低,这是因为检测器的尺寸不能做得太小。X-CT 对小于 1 mm 的病灶及弥漫型病变诊断效果不佳。

⑥与普通 X 射线摄影比较,X-CT 对被检者的 X 剂量较大。

3.8.3　X-CT 基本原理

CT 成像过程中,包括了被测物体对 X 射线的吸收和散射(主要是康普顿散射)。

(1)物理基础

1)吸收与散射

X 光吸收,是将全部能量 E_X 传给被测物体原子的内层电子。电子克服结合能 E_B,以电子动能 E_K 的形式从原子中弹射出来,即,$E_X = E_B + E_K$。这种从原子中弹射出的电子称为光电子。一般说来,光电子的弹射角较大。

X 光能量较高时,会引起康普顿散射,即,当 X 光被物质散射时,散射光波长大于入射光波长。这个波长改变量 $\Delta\lambda$ 与入射波长无关,与散射物质也无关,而只与散射方向有关。

对于被测物体是肌肉而言,当 X 光能量 $E_X < 35$ eV 时,表现为以光电吸收为主;而当 X 光能量 $E_X > 35$ eV 时,以康普顿散射为主。

在吸收介质中,康普顿散射的几率随着电子密度和介质密度的增加而增大。在 X-CT 成像中,应尽量克服和消除康普顿散射,因为它会使像质变坏。

2)射束硬化

在 X CT 中,X 射线束是具有不同能量的光了(即所谓"多色"光了)组成的。对丁低能量的光子来说,在固定点上的衰减量一般是较大的。当 X 射线束通过物体时,其能量分部谱会发生变化(即所谓"硬化")。从各个不同方向到达人体内一个特定点上的 X 射线束会有不同的谱(因为在到达"那个点"之前,已通过各种不同物质),因而,在那个点上的射束将不同程度地被衰减。这就使得对人体内一个点上的衰减系数赋予单个值是相当困难的。为此,采取对那个点具有特定能量的光子赋予一个衰减系数。如果我们使用的 X 射线束其光子仅具单一能量(即所谓"单色"光子),那么,从不同方向来的射束在固定点上将以相同的方式衰减。X-CT的目的就是重建这个衰减系数。

3)X 射线束的衰减

①单色 X 射线束

对于仅具有单一能量的 X 射线束,其透过吸收体后的衰减满足

$$I = I_0 e^{-\mu x} \tag{3.12}$$

式中 I_0——入射光强;

I——透射光强;

x——吸收体厚度;

μ——衰减系数。

②多色 X 射线束

对于含有能量$(E_1, E_2, \cdots, E_n)$的多色 X 射线束,其透过吸收体后的衰减满足

$$I = I_0(E_1) e^{-\mu(E_1)x} + I_0(E_2) e^{-\mu(E_2)x} + \cdots + I_0(E_n) e^{-\mu(E_n)x} \tag{3.13}$$

对于低能量 X 光而言,其衰减系数$\mu(E_K)$较大。

4)衰减系数μ和 CT 值

衰减系数μ,对于不同衰减特性的组织而言是有差异的。CT 能检测并且显示这一差异,从而不但能为放射科医生提供一幅解剖横断面的图像,而且能提供其中的定量信息。

μ的测量是有基准的。由于人体内大部分软组织是由水组成的,故以水为基准$(H_{(水)} = 0)$。CT 测量的μ值满足

$$H = \frac{\mu_{(组织)} - \mu_{(水)}}{\mu_{(水)}} \tag{3.14}$$

式中,H是 Hounsfield(CT 发明者之一)的字头。一般取$H_{(空气)} = -1\,000$,$H_{(骨骼)} = 1\,000$。影响 CT 值的因素ρ主要是吸收体密度ρ_1(即单位体积内的质量 g/cm^3)和质量电子密度ρ_2(即单位质量的电子 e/g)。因为 X 光与物质相互作用中主要是康普顿散射,它与ρ_2有关。CT 值与$\rho = \rho_1 \cdot \rho_2$有关。$\rho$称为体积电子密度,其单位为 e/cm^3。

(2)数学描述

如前所述,单色 X 光透过一均匀介质时,其透射光强满足指数衰减

$$I = I_0 e^{-\mu x}$$

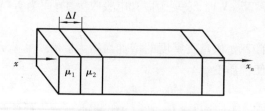

图 3.9 非均匀介质吸收的分布

如果介质不均匀,则可分段处理。即将不均匀介质分割成若干均匀介质段(它们有不同的衰减系数)。设它们的衰减系数分别为$\mu_1, \mu_2, \cdots, \mu_n$,每段介质厚度为$x$(图 3.9)。

设入射光强为I_0,则各段透射光强为

$$I_1 = I_0 e^{-\mu_1 x}$$

$$I_2 = (I_0 e^{-\mu_1 x}) e^{-\mu_2 x}$$

$$\vdots$$

$$I_n = I_0 e^{-(\mu_1 + \mu_2 + \cdots + \mu_n)x} \tag{3.15}$$

对 I_n 两边取对数得

$$\mu_1 + \mu_2 + \cdots + \mu_n = \frac{1}{x} \ln \frac{I_0}{I_n} \tag{3.16}$$

欲求 $\mu_1, \mu_2, \cdots, \mu_n$,则需要建立 n 个方程。如果图 3.9 是一个方向的投影的话,那么,要求多个 μ 值就必须有多方向投影,这是粗略的看法。当然,具体算法要比这复杂得多。下面仅以反投影算法为例来进行说明。

1)投影像:二维→一维

CT 投影,是利用 X 射线源相对于检测器的一系列平移和转动所得到的大量投影来进行透射测量的(图 3.10)。

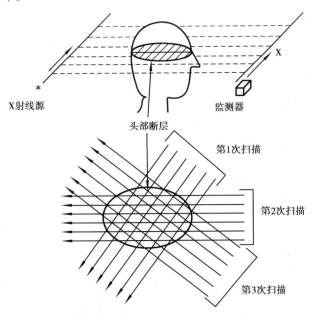

图 3.10　CT 成像投影扫描示意图

当然,从原理上讲,也可以采用多个 X 射线源和多个探测器阵列来测量(不必平移和转动)。

设 X-Y 坐标系与待测物体相对固定,x_r-y_r 坐标系与 X 射线源固定(其中,y_r 方向是 X 射线源射束方向)。x_r-y_r 坐标系相对 x-y 坐标系沿逆时针方向转角为 ϕ(图 3.11)。

以 $\mu(r)$ 表示物体的二维分布(即某一片层),ϕ 和 ϕ_0 分别为透过的光子的积分通量和入射光子的积分通量,则

$$\phi = \phi_0 \exp\left\{ -\int_l u(r)\mathrm{d}l \right\} \tag{3.17}$$

式中　l——源和探测器的连线。

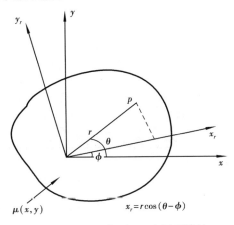

图 3.11　x_r-y_r 相对 x-y 坐标系旋转

透射后的 X 射线光通量为

$$\phi_\varphi(x_r) = \phi_0 \exp\left\{-\int_l u(r)\,\mathrm{d}y_r\right\} \tag{3.18}$$

最终的投影数据为

$$\lambda_\varphi(x_r) = -\ln\frac{\phi_\varphi(x_r)}{\phi_0} = -\int_l \mu(r)\,\mathrm{d}y_r \tag{3.19}$$

称 $\lambda_\varphi(x_r)$ 为 $\mu(r)$ 的投影。CT 的目的就是根据 $\lambda_\varphi(x_r)$ 反求 $\mu(r)$。

从入射光 ϕ_0 到投影数据 $\lambda_\varphi(x_r)$，如图 3.12 所示。

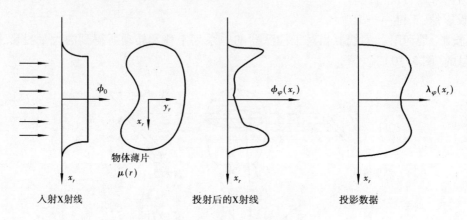

图 3.12　从入射光 ϕ_0 到投影 λ_φ

2）反投影累加像：一维→二维

单凭一个方向的投影像 $\lambda_\varphi(x_r)$ 是无法惟一确定某一片层分布 $\mu(r)$ 的。因为各方向的 $\lambda_\varphi(x_r)$ 只是多个一维函数，尚缺乏深度信息 y_r。因此，需要将多个 $\lambda_\varphi(x_r)$ 沿 y 方向反投过去，即得到相应的多个反投影像 $g_\varphi(\bar{r})$，然后再将各个方向的 $g_\varphi(\bar{r})$ 累加起来，如图 3.13 所示。

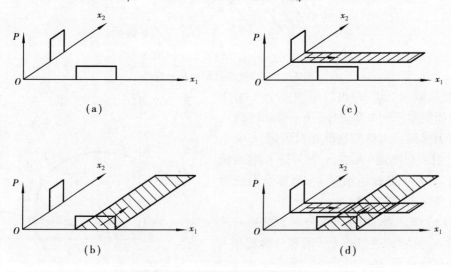

图 3.13　矩形物的投影与反投影

（a）表示两个方向的投影像为矩形函数　（b）、（c）表示各自的反投影（斜线阴影部分）

（d）表示反投影像的累加像（两组斜线相交叠而得到的黑阴影部分）为矩形

多个方向的反投影像 $g_\varphi(\vec{r}),(\phi = 1,2,\cdots)$ 记作

$$g_\varphi(\vec{r}) = g_\varphi(r,\theta) = \lambda_\varphi(r\cos(\theta - \varphi)) \tag{3.20}$$

累加后得

$$\sum_i g_\varphi(\vec{r}) = b(\vec{r}) \tag{3.21}$$

为反投影累加像。将上式写成积分形式：

$$b(\vec{r}) = \frac{1}{\pi}\int_0^\pi g_\varphi(r)\,\mathrm{d}\varphi = \frac{1}{\pi}\int_0^\pi \lambda_\varphi(r\cos(\theta - \varphi))\,\mathrm{d}\varphi \tag{3.22}$$

为了直观起见，用简单的图示法来进行说明。

假定待测片层分别为 $\mu_1(\vec{r}),\mu_2(\vec{r})$ 和 $\mu_3(\vec{r})$，它们在水平、垂直和135°方向的投影分别如图 3.14(a) 所示，将其反投影，得图 3.14(b)。再求其反投影累加像，得图 3.14(c)。

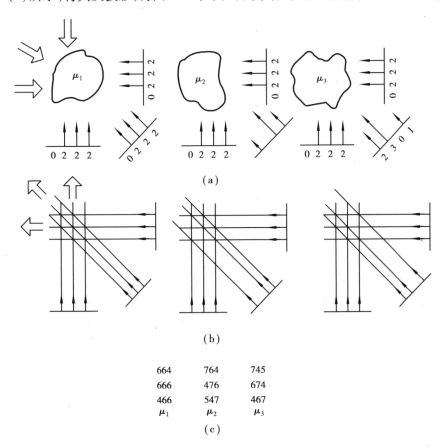

图 3.14　三个片层的投影像、反投影像和反投影累加像

(a)投影像　(b)反投影像　(c)反投影累加像

这里，进行了如下简单运算：λ_φ 量化 $\rightarrow g_\varphi \rightarrow \sum g_\varphi \rightarrow$ "滤波"（即去掉"维像"，如图 3.14(c) 所示中 μ_1 层的第二行第二列的数字6）$\rightarrow \mu(\vec{r})$。

λ_φ 量化为

对 μ_1 层——$\lambda_0 = \{0,2,2,2\}$，$\lambda_1 = \{0,2,2,2\}$，$\lambda_2 = \{0,2,2,2\}$；

对 μ_2 层——$\lambda_0 = \{0,2,2,2\}$，$\lambda_1 = \{0,2,2,2\}$，$\lambda_2 = \{1,0,3,2\}$；

对 μ_3 层——$\lambda_0 = \{0,2,2,2\}$，$\lambda_1 = \{0,2,2,2\}$，$\lambda_2 = \{2,3,0,1\}$。

由上例可见，尽管为 μ_1,μ_2 和 μ_3 的投影像中水平方向和垂直方向相同，而只有 135°方向不同，但得到的反投影累加像也是有区别的。因此，求多个方向的反投影累加像是很必要的。

3）从反投影累加像重建原物体：$b(\vec{r}) \rightarrow \mu(\vec{r})$

求得反投影累加像 $b(\vec{r})$ 后，还需要进行一系列运算才能重建原物体。现用以下框图来进行说明：

原像 $b(\vec{r})$ → F 变换 → 滤波 → 逆 F 变换 → 新图像 $\mu(\vec{r})$

框图中，原像 $b(\vec{r})$ 代表反投影累加像，F 变换和逆 F 变换中 F 代表傅立叶（Fourier），新图像代表重建的原物体。

①PSF（点扩散函数）

点扩散函数（PSF）是描述一个系统性能的函数。由于 CT 是一个线性空不变系统，因此，它的点扩散函数可求得

$$PSF = \frac{1}{\pi r} \tag{3.23}$$

图 3.15 表示这个 PSF 的反投影累加像，它是由大量通过原点的线 δ 函数形成的 PSF 简记为 $p(\vec{r})$。

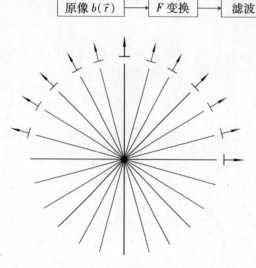

图 3.15　CT 系统的 PSF

②$b(\vec{r})$ 与 $\mu(\vec{r})$ 的关系为

$$b(\vec{r}) = \mu(\vec{r}) * p(\vec{r}) = \mu(\vec{r}) * \frac{1}{\pi r} \tag{3.24}$$

式中，$*$ 代表卷积运算。

③滤波

先取滤波函数 $\pi\rho A(\rho)$，ρ 代表 $\mathscr{F}\{r\}$，即 $\mathscr{F}\{\}$ 代表 F 变换。再对 $b(\vec{r})$ 进行 F 变换：

$$B(\rho) = \mathscr{F}\{b(\vec{r})\} = \mathscr{F}\{\mu(\vec{r})\} \cdot \mathscr{F}\{p(\vec{r})\} = M(\rho) \cdot \frac{1}{\pi\rho} = \frac{M(\rho)}{\pi\rho} \tag{3.25}$$

进行滤波得

$$B(\rho) \cdot \pi\rho A(\rho) = M(\rho)A(\rho) \tag{3.26}$$

④复原 $\mu(\vec{r})$

复原 $\mu(\vec{r})$ 是对 $M(\rho)A(\rho)$ 进行逆 F 变换

$$\mathscr{F}^{-1}\{M(\rho)A(\rho)\} = \mathscr{F}^{-1}\{M\} * \mathscr{F}^{-1}\{A\} = \mu(\vec{r}) * a(\vec{r}) \tag{3.27}$$

若 $a(\vec{r})$ 为 δ 函数，则 $\mu(\vec{r}) * \delta(\vec{r}) = \mu(\vec{r})$，这是理想情形。一般取 $A(\rho)$ 为高斯函数，则 $a(\vec{r})$ 接近于 δ 函数。

（3）CT 值与窗口技术

1）CT 值

CT 图像的实质是通过投影数据，经过一定的算法转变为衰减系数的二维空间分布。但 CT 机中的 X 射线强度测量是相对测量即得到的是相对值。CT 图像是由不连续的数字信号转变而来，故图像中各像素特征值也不是连续的。

定义 CT 值为

$$CT = \frac{\mu - \mu_\omega}{\mu_\omega} \times 1\,000 \tag{3.28}$$

单位为 H,亨。规定为 μ_ω 为水在 X 射线能量为 73 keV 时线性吸收系数,即 $\mu_\omega = 0.19/\text{cm} = 19/\text{m}$。按定义人体中各组织(含空气)的 CT 值大约为 $-1\,000 \sim 1\,000$ H,即大约 $2\,000$ 个 CT 值 $CT_\text{水} = 0$,$CT_\text{空气} = -1\,000$,$CT_\text{致密骨} = 1\,000$,$CT = 12$,$CT_\text{凝固血} = 56 \sim 76$,$CT_\text{脑灰质} = 36 \sim 46$,$CT_\text{脑血质} = 22 \sim 32$,$CT_\text{脂肪} = -100$。

这 $2\,000$ 个 CT 值转变为图像上的 $2\,000$ 个灰度值,因此,CT 图像是一个灰度不同,且不连续的二维图像。

2)窗口技术

人眼一般只能分辨 30 个灰度级,这样以人眼的灵敏度而言,是把 $2\,000$ 个灰度划分为 $\frac{2\,000}{60} = 33$ 级显然漏掉了大量信息,利用计算机的信息存储及随意提取的功能。CT 机中采用了"窗口技术",即把医生感兴趣的灰度范围加以增强,对不感兴趣的部分加以压缩,这个被增强的灰度范围叫窗口。

①窗幅:灰度值即 CT 值的上下限之差。

②窗水平:灰度值的均值。

窗幅及窗水平都可任意选择,在窗幅之上的灰度均压缩为白色,其以下的灰度压缩为黑色。

(4) X-CT 图像重建的质量参数

1)空间分辨率

指区分距离很近的两微小体的能力,它主要取决于探测器尺寸的大小,尺寸越小,空间分辨率越高。

以胸部检测为例:X 射线摄影的空间分辨率为 $0.1 \sim 0.2$ mm,γ 照相机的分辨率为 $5 \sim 10$ mm,CT 机的空间分辨率为 $1 \sim 2$ mm。

2)密度分辨率

也称为对比度分辨率,它是 CT 图像反映物质密度差异大小的能力:

定义:
$$\Delta = \left| \frac{a-b}{a+b} \right| \times 100\%$$

或
$$\Delta = \left| \frac{a-b}{a} \right| \times 100\% \tag{3.29}$$

式中,a,b 为两体系的 CT 值。

能观测两小对比度的组织是 X-CT 的优势,典型的密度分辨率为 $0.5\% \sim 1\%$,这比普通 X 摄影有很大提高,由于 μ 与 X 射线能量有关,因此,密度分辨率也与 X 射线能量有关,它还受探测器噪声的影响,噪声越大分辨率越低。

3)噪声与 X 射线剂量

X-CT 的噪声用 CT 值的标准差表示

$$\sigma = \sqrt{\frac{1}{n} \sum (CT - \overline{CT})^2} \tag{3.30}$$

式中,n 为像素个数,CT 值为实际值,$\overline{CT}$ 为各像素 CT 值之平均值,噪声的来源是 X 射线测量的量子噪声、电子测量系统的热噪声以及图像重建算法带来的噪声。

噪声与进入探测器的 X 射线光子数有关,也与 X 射线剂量有关,剂量大,噪声小。

4）空间分辨率、密度分辨率、噪声以及 X 射线剂量的相互制约关系

在 X 射线剂量一定下,不可能同时改变空间分辨率和密度分辨率,例如,要提高空间分辨率就要减小探测器尺寸,但会造成进入探测器光子数减小,量子噪声增加,信噪比降低,导致密度分辨率降低,因此只有在增加 X 射线剂量下,才能改善图像质量,但被检者接受剂量总有一个安全标准,所以分辨率应限制在病理学所必须的合理范围内,对 X-CT 的质量评估应采用全面多因素的综合评定方法。

（5）X-CT 扫描装置

1）CT 扫描原理

CT 扫描就是 X 射线管和检测器对人体横断面进行往返旋转扫描,得到透过 X 射线的强度分布,再用计算机描出物质的吸收系数分布图,就可得 CT 图像。扫描过程中,X 射线管和探测器安装在同一框架上,由于两者横切人体扫描,就得到 X 射线的投影图,同时框架围绕人体每隔一定角度旋转就得到许多投影图,再将其送入计算机,根据数学方法重建图像。

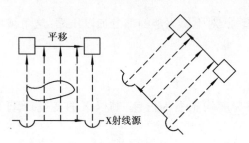

图 3.16　单束扫描

2）CT 的扫描方式

①单束扫描

单个光源,单个检测器,二者作同步直线扫描,然后整个装置转一小角度 1°,再作直线扫描直到旋转 180°止,完成整个扫描过程。特点是:散射引起的噪声小,数据采集时间长,100～200 s。

②窄角扇束扫描

采用扇形 X 射线束和多个（30 个）检测器,平移加旋转,X 射线不再是平行束,而是 5～10°的扇束在一次平移内,有多个检测器同时接收信息,每次旋转 10°,从而加快了数据采集。上述两方法速度慢,且旋转期间不采集数据,因此采集是间断进行的。

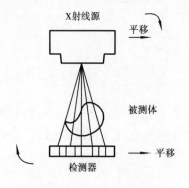

图 3.17　窄角扇束扫描　　　　　　　　　　图 3.18　广角扇束扫描

③广角扇束扫描

单 X 射线管及扇形线管,但线束张角大,包含整个重建区,检测器多达 500 个,扫描装置围着病人旋转,连续采集数据,不必再平移运动,可以在 5 s 以内完成数据采集工作。

④反扇束扫描

采用检测器多达(420~1 500个)布满整个圆周,形成一个环行检测器阵列,数据采集时,检测器不动,一个X射线管在检测器阵列内侧的圆周上旋转运动,由于这个检测器及其电子线路不必旋转,使扫描时间减为1~5 s。

上述4种方法都不适合于像心脏这样快速运动器官的成像,这是因它们不仅采集速度慢,而且由于同一断层切片的数据不是在同一时刻采集的,因此难于形成连续的动态影像。

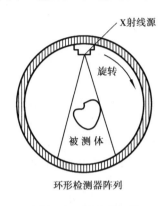

图3.19 反扇束扫描

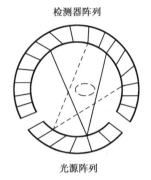

图3.20 动态空间重建机

⑤动态空间重建机

它克服了上述缺点,采用28个X射线管排列成半圆形,且有相应数目的检测器来检测信息,它完全排除了机械运动,而按电子仪器的方式开或关,在1/100 s内完成数据采集,常用这类X射线管在周期为10 ms的时间内开关一次,且这一过程按每秒60次的速率重复,它能排除心脏跳动对重建过程的影响,显示出心脏活动的连续动态情况。

(6)X-CT技术进展及展望

X-CT技术自20世纪70年代问世以来,发展极为迅速,发展的焦点集中在改进扫描方法、提高扫描速度和缩短数据采集时间,X-CT已发展到五代,目前,最成熟、使用最多的是第三、四代,第五代采用电子束偏转扫描,速度快,但价格昂贵,应用尚不普及。

下面讨论已取得的进步及未来的发展。

1)扫描速度

它是变化最大,改善最多的。扫描速度由第一代CT的几分钟,提高到第五代的心脏扫描只用几十毫秒,提高速度的原因是要减小病人运动产生的伪像。

第一代CT可满足头部扫描的要求(几分钟);

第二代CT提高到用于头部扫描不到1 min就足够了,但用于全身扫描就遇到呼吸运动的问题;

第三代CT扫描时间减小到5 s左右,病人吸一口气暂停呼吸可以做完扫描保持不动,初步解决全身扫描问题;

第四代CT扫描时间缩短到1 s左右,可满足全身扫描的要求,但用于心脏扫描还嫌太慢;

第五代CT扫描时间达到100 ms以下,可以观察心脏的跳动过程。

2)空间分辨率

最大分辨率提高了差不多一个数量级达到15~20线对/cm,扫描层片的厚度由最初的

13 mm下降到现在的 1 mm。

3）密度分辨率

它反映 X-CT 机的检测能力。

由于 X 射线光子统计起伏产生的噪声,以及检测和重建处理方法限制了密度分辨率。

4）曝光强度和辐射剂量

多数 X-CT 工作时,辐射曝光强度在 1～10 R 之间,在做多薄层扫描时,有些系统曝光强度可达 100 R,在扫描时间内必须提供足够的 X 射线通量,才能将噪声减少到要求的范围。

5）伪像

由于高速扫描技术的发展,扫描时间缩短到 1 s 以内,基本上可消除运动引起的伪像。

6）人机交互界面和支撑功能

由于微电子、计算机和软件发展,CT 系统在人机交互界面方向有很大改进,在图像的后处理和分析方面也增强了大量的新功能。

近 10 年来,X-CT 技术迅速发展,已被广泛应用并趋于成熟,在一些先进国家已趋饱和,今后 X-CT 的性能将会逐步发展,在性能改进上,仍将集中在扫描时间和空间分辨率两个指标上。

当前由于 MRI 以及其他影像设备的出现和性能提高,X-CT 面临竞争,X-CT 必须尽可能发挥优越性,如定量 CT 法、动态扫描等。

从今后 CT 发展看,另一个问题是要求 CT 的各项性能都是最好的前提下,尽可能降低成本,进一步推广 X-CT 的使用,尤其是发展中国家的推广使用。

思考题与习题

3.1 X 射线的放射形式有几种? 各有何特点?

3.2 为什么说 X 射线管发射的 X 射线束是波长分布很广的混合线?

3.3 X 射线强度是管电压的高低,这种说法对吗? 为什么?

3.4 说明 X 射线在与物质相互作用过程中所表现的几种主要特性。

3.5 对 X 照片的对比度影响最大的射线因素是什么?

3.6 在 X 射线投照设备中,采用滤线设备的目的是什么? 遮光器、遮线筒与滤线器的作用原理有什么不同?

3.7 简述 X 射线影像增强器的工作原理。

3.8 简述 X-CT 各种扫描方式的原理和特点。

3.9 X-CT 装置的成像原理与常规的 X 射线断层摄影有什么不同?

第 **4** 章
核磁共振成像技术

4.1 引 言

  1946 年以美国斯坦福大学的 Bloch F. 和哈佛大学的 Purcell E. M 为首的两个研究小组几乎在相同的时间内,用不同的方法各自独立地发现了物质的核磁共振(Nuclear Magnetic Resonance,NMR)现象,后来二人合作制造了世界第一台核磁共振谱仪,1952 年他们两人因此获得了 Nobel 物理学奖。所谓核磁共振就是根据处在某个静磁场中的物质的原子核系统受到相应频率的电磁波作用时,在它们的磁能级之间产生共振跃迁的原理而采取的一种新技术,经过几十年的发展,它已被广泛应用于物理、化学、生物、医学等领域。

  自 20 世纪 70 年代初期以来,由美国科学家 Lauterbur 和 Damadian 等分别首创了将核磁共振成像技术用于人体内成像,从此为透视人体提供了有效的工具。由于核磁共振成像可以提供非常丰富的信息,因此核磁共振成像日益引起生物医学界的浓厚兴趣。尽管这项技术目前仍在不断完善之中,但是由于它能提供人体的组织特征和功能信息,并且还可以产生多核种、多参数的物理图像,因此它具有巨大的潜力。可以预料,随着科技的快速发展,核磁共振成像技术将日臻完善和提高。

  与 X-CT 一样,核磁共振图像也是通过计算机处理后产生的图像。所不同的是,在 X-CT 中,图中每个像素的数值代表的是人体组织中某一体素对 X 射线的吸收衰减值;而在核磁共振图像中,每个像素的值代表的是从某个体素来的核磁共振信号的强度,这个核磁共振信号的强度与共振核子的密度及两个主要参数——弛豫时间 T_1 与 T_2 有关。

4.2 核磁共振成像的物理基础

4.2.1 原子核的自旋与磁矩

(1)原子核的一般特性

各种不同元素的原子具有不同的原子核,每种原子核的最基本的特性是它的电荷和质量。核的电荷决定于核中质子数目,核的质量数则决定于核中的质子数目与中子数目之和。不同的元素其原子核内的质子数是不同的,当质子数相同,而中子数不同的核组成的元素称为同位素。例如,氢的同位素有$^1H_1$,$^2H_1$,$^3H_1$分别称它们为氢核、氘核、氚核。元素符号的右下角表示原子序数,即核内的质子数均为1,左上角表示核的质量数即质子数与中子数之和。在氢的同位素中,核内中子数分别为0,1,2,因此左上角分别为1,2,3。

(2)角动量与进动磁矩

质量为m的质点对一点O的角动量L等于从点O到质点的矢径r与质量动量mv的矢积,如图4.1(a)所示。

$$L = r \times mv = m(r \times v) \tag{4.1}$$

具有轴对称的物体对于对称轴的角动量L等于物体对轴的转动惯量J和转动角速度ω的乘积,如图4.1(b)所示:

$$L = J\omega \tag{4.2}$$

L与ω同向,与转动方向成右旋关系,L的单位是kgm^2/s。

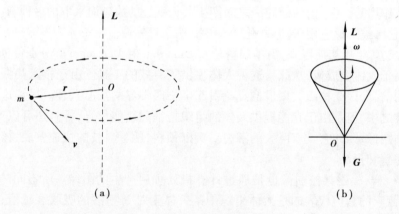

(a) (b)

图4.1 角动量

如转动物体不受任何力矩M作用,则L将保持大小和方向不变;如$M \neq 0$,L就要改变。由

$$F \cdot dt = d(mv) \tag{4.3}$$

$$M \cdot dt = dL \tag{4.4}$$

M与dL同向,M的效果使L改变。

若只考虑M作用,L不变大小,只变方向的情况,则要求M作用产生的dL垂直于L。否则,dL大小、方向均要变。

综上可知,因 dL 与 M 同向,如 M 垂直于 L,则 dL 垂直于 L,这时 L 将在 M 的作用下,只变方向,不变大小。如图 4.2 所示的高速自转陀螺,其顶点着地于 O 点,它在绕自转轴 Oz' 高速转动的同时,其自转轴 Oz' 还绕铅直方向 Oz 轴旋转,前者叫自转,后者叫进动。

陀螺产生进动现象是因其自转时角动量 L 始终受到一个与 L 垂直的重力矩 $M = r \times mg, M \perp g, M \perp r$,故 $M \perp L$,因此,M 作用下 d$L \perp L$,于是 L 的方向连续改变,L 的矢端就绕 Oz 为中心轴做圆周运动。也即 Oz' 轴绕 Oz 转动,即出现了陀螺的进动现象。

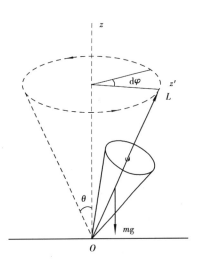

它是其自转角动量 L 受力矩 M 作用而产生的。L 的矢端在水平面沿半径为 $L\sin\theta$ 的圆作圆周运动。dL 与进动角 dφ 之间的关系如下

$$dL = L \sin\theta d\varphi \tag{4.5}$$

图 4.2　陀螺的进动

且 $\dfrac{d\varphi}{dt} = \Omega$ 为进动角频率

$$
\begin{aligned}
dL = L \sin\theta \Omega dt &= |Mdt| = |r \times mg|dt \\
&= mgr \sin\theta dt = L \sin\theta \Omega dt
\end{aligned}
\tag{4.6}
$$

$$\Omega = \frac{mgr}{L} = \frac{mgr}{J\omega} \tag{4.7}$$

上式表明了进动角频率与力矩及角动量之间的定量关系。

综上讨论可知:只要角动量受到一个与之垂直的力矩的作用,则角动量就要产生进动,表现为角动量矢端沿一圆周运动,NMR 要用到这一结论。

圆电流包围的面积矢量 S 与电流强度 I 的乘积称为磁矩,以 p_m 表示,p_m 与 S 同向,二者关系为

$$p_m = IS \tag{4.8}$$

单位为 $A \cdot m^2$。

置于外磁场中的磁矩要受到外磁场的磁力矩作用,并且有磁势能

$$E = A = -p_m B = -p_m B \cos\theta \tag{4.9}$$

即是 p_m 从与 B 同向状态变化到 p_m 与 B 偏离 θ 角的过程中,力偶力 F 做的功。

这个结果对任意磁矩都成立,如微观粒子磁矩为 μ,则其处于磁场中的磁势能为

$$E = -\mu \cdot B = -\mu \cdot B \cos\theta \tag{4.10}$$

(3)原子核的自旋运动

某些原子核和电子一样也有自旋现象。试验证明,原子核的自旋量子数 I 与核的质子数和中子数有关。

①质量数为偶数,原子序数也为偶数(质了数是偶数,中子数也为偶数)的核,则白旋量子数 $I = 0$,没有自旋现象。例如,$^{12}C_6$,$^{16}O_8$,$^{32}S_{16}$ 等核。

②质量数为奇数(质子数是奇数,中子数是偶数、或质子数是偶数,中子数是奇数)的核,

自旋量子数 $I = 1/2, 3/2, 5/2\cdots$ 等半整数。例如,$^1H_1$,$^{13}C_6$,$^{15}N_7$,$^{19}F_9$,$^{31}P_{15}$ 等核,$I = 1/2$。$^{11}B_5$,$^{33}S_{16}$,$^{13}C_6$,$^{35}Cl_{17}$,$^{37}Cl_{17}$,$^{79}Br_{35}$,$^{81}Br_{35}$ 等核,$I = 3/2$。$^{17}O_8$,$^{27}Al_{13}$,$^{55}Mn_{25}$ 等核,$I = 5/2$。

③质量数为偶数,原子序数为奇数(质子数是奇数,中子数也为奇数)的核,$I = 1, 2, 3, \cdots$ 等正整数。例如,$^2H_1$,$^6Li_3$,$^{14}N_7$ 等核。

自旋量子数 $I \neq 0$ 的原子核要进行自旋运动,原子核的自旋运动用自旋角动量 $\boldsymbol{L}$ 来描述,$\boldsymbol{L}$ 的方向与自旋轴重合。自旋角动量 $\boldsymbol{L}$ 的数值,根据量子力学计算

$$|\boldsymbol{L}| = \frac{h}{2\pi} \sqrt{I(I+1)} = h \sqrt{I(I+1)} \tag{4.11}$$

式中,h 为普朗克常数。可见自旋角动量的大小决定于核的自旋量子数。因 I 是量子化了的值,故 L 值也是量子化了的值。

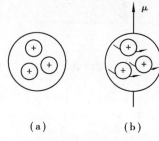

图 4.3 原子核的磁矩

(a)$I = 0$ 的核 (b)$I \neq 0$ 的核

(4)原子核的磁矩

原子核带有一定的正电荷,粗略地讲,可以认为这些电荷均匀分布在原子核的表面上。$I \neq 0$ 的核,有自旋运动,因此,这些电荷也围绕旋转轴旋转,从而产生一个循环电流。有循环电流就会产生磁场,这就如同电流通过线圈时产生磁场一样,如图 4.3 所示。因此,凡是自旋量子数不为零的原子核都会产生一个磁场,也就是说它们像一个小磁铁一样具有磁性质,一般用磁矩 $\boldsymbol{\mu}$ 来描述这种磁性质。$\boldsymbol{\mu}$ 的方向垂直于循环电流的平面,并与自旋角动量 $\boldsymbol{L}$ 的方向重合。核磁矩 $\boldsymbol{\mu}$ 与自旋角动量 $\boldsymbol{L}$ 成正比,即

$$\boldsymbol{\mu} = \gamma \cdot \boldsymbol{L} \tag{4.12}$$

式中,γ 为核的磁旋比(又称为旋磁比),是核的特征常数,与核的运动无关。不同的原子核有不同的 γ 值,据推导,磁旋比以式(4.13)计算

$$\gamma = \frac{e}{2m_P c} g_N \tag{4.13}$$

式中,e 是质子电荷,数值与电子电荷相同;m_P 是质子的质量;c 是光速;g_N 是核的朗特因子。

原子核磁矩的绝对值

$$|\boldsymbol{\mu}| = \gamma \cdot |\boldsymbol{L}| \tag{4.14}$$

将 γ 和 L 值代入式(4.14),得

$$|\boldsymbol{\mu}| = \frac{eh}{4\pi m_P c} g_N \sqrt{I(I+1)} = \mu_N g_N \sqrt{I(I+1)} \tag{4.15}$$

式中,μ_N 为核磁子,是计算核磁矩的单位,其值为

$$\mu_N = \frac{eh}{4\pi m_P c} = 5.05 \times 10^{-27}$$

(5)原子核的电四极矩

在原子核中有一些原子核($I = 0, 1/2$)的电荷分布呈球形对称,但是大多数原子核($I > 1/2$)的电荷分布不是球形对称的,一般是用原子核的电四极矩 Q_N 来度量核中电荷分布离开球形对称的程度,其公式可写为

$$Q_N = \frac{2}{5} Z_e (b^2 - a^2) \tag{4.16}$$

式中,b,a 分别为椭球纵向和横向半径,Z_e 为球体所带电荷。$Q_N > 0$,则 $b > a$,相当于电荷分布是一个拉长了的椭球体。当 $Q_N < 0$,则 $b < a$,相当于电荷分布是一个压扁了的椭球体。

4.2.2　自旋核在静磁场中的行为

(1) 自旋核在磁场中的自旋取向

若将具有自旋的原子核置于磁场中,自旋核角动量在磁场中受到力矩的作用进行定向排列。从量子力学的观点即为空间量子化,它与自旋量子数 I 有关,共有 $2I + 1$ 个取向,可用磁量子数 m 表示,即 $m = I, I-1, I-2, \cdots -I$。若 $I = 1/2$ 有 2 个取向,即 $m = 1/2, -1/2$。$I = 1$ 有 3 个取向,即 $m = 1, 0, -1$。$I = 3/2$ 有 4 个取向,即 $m = 3/2, 1/2, -1/2, -3/2$。如图 4.4 所示。核自旋角动量根据空间量子化规律在 z 轴上投影为

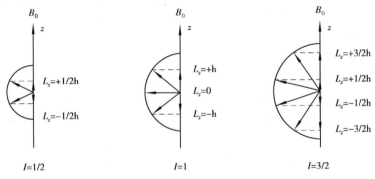

图 4.4　自旋角动量的空间量子化

$$L_z = \frac{h}{2\pi}m = \eta m \tag{4.17}$$

由于 m 的取值范围只有 $(2I+1)$ 个,因此,L_z 也只能取 $(2I+1)$ 个数值,L_z 的各个可能值之间相差 η 的整数倍。

角动量在 z 轴上投影的最大值通常用 L 表示,其值为

$$L = \eta I \tag{4.18}$$

同样核磁矩在磁场中也有 $(2I+1)$ 取向,如图 4.5 所示。

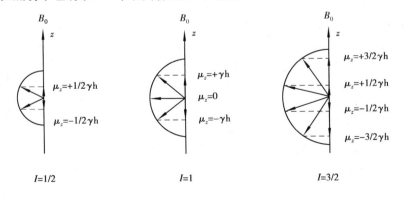

图 4.5　核磁矩在磁场中的取向

核磁矩在 z 轴上的投影为

$$\mu_z = \gamma L_z = \gamma \eta m \qquad (4.19)$$

核磁矩投影的最大值为

$$\mu = \gamma L = \gamma \eta I \qquad (4.20)$$

（2）核磁矩在静磁场中的能量

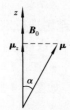

图 4.6　在磁场 $\boldsymbol{B}_0$ 中
的核磁矩 $\boldsymbol{\mu}$

前已述及自旋角动量不等于零的原子核都具有自旋磁矩。如果把这种核放在静磁场 $\boldsymbol{B}_0$ 中，那么磁场对核磁矩有一个作用力，使核磁矩在磁场中具有一定的能量，如图 4.6 所示。设静磁场 $\boldsymbol{B}_0$ 与 z 轴方向重合，核磁矩 $\boldsymbol{\mu}$ 与 μ_z 之间的夹角为 α，这时 $\boldsymbol{\mu}$ 与 $\boldsymbol{B}_0$ 相互作用的能量 E 等于二者点乘积的负值，即

$$E = -\boldsymbol{\mu} \cdot \boldsymbol{B}_0 = -|\boldsymbol{\mu}| \cdot |\boldsymbol{B}_0| \cos\alpha$$

又因 $\qquad\qquad \mu_z = |\boldsymbol{\mu}| \cos\alpha$

所以 $\qquad\qquad E = -\mu_z \cdot B_0 \qquad (4.21)$

核磁矩在静场 $\boldsymbol{B}_0$ 中的能量等于核磁矩在静磁场方向上的投影与磁场强度乘积的负值，由式（4.19）和式（4.21）可知核磁矩在各能级上的能量应为

$$E = -\mu_z \cdot B_0 = -\gamma \eta m B_0 \qquad (4.22)$$

可见核磁矩在静磁场中的能量也是量子化的，把这些不连续的能量值称为原子核的能级，按照能量值的大小画出的图称为能级图，如图 4.7 所示。

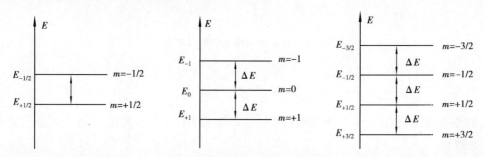

图 4.7　核磁矩磁场中的能级图

从图 4.7 中可见，核磁矩在磁场中的能级的数目取决于核自旋量子数 I，能级总数为 $2I+1$。磁量子数 m 为正值的那些状态，核磁矩 $\boldsymbol{\mu}$ 与静磁场方向同向，这些状态的能量为负值，因此为低能态。而磁量子数 m 为负值的那些状态，核磁矩片与静磁场 $\boldsymbol{B}_0$ 方向相反，这些状态的能量为正值，因此为高能态。每个能级的能量绝对值与磁场强度成正比。由于 m 可能取的数值按顺序相差为 1，因而两相邻能级能量之差为

$$\Delta E = \gamma \eta B_0 \qquad (4.23)$$

因此，核磁矩在外磁场一定的情况下，能级分裂是等距的，如图 4.7 所示。随着磁场强度的增加，相邻两能级之间的能量差（ΔE）也按比例增加。

（3）自旋核在静磁场中的进动

由上所述，自旋核有一定的自旋角动量，如同陀螺一样作自旋运动。当陀螺不旋转时，它在重力的作用下就会倾倒下来。而当陀螺旋转时，即使它的旋转轴离开垂直地面的方向，在重力作用下，它并不会倒下来，而是围绕着地面的垂线进行进动，即陀螺在地球引力场中的进动。如图 4.8 所示。

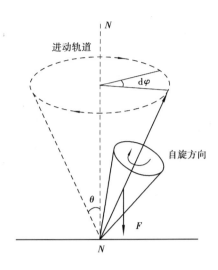

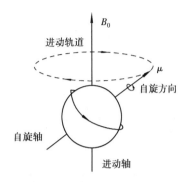

图 4.8　陀螺的进动　　　　图 4.9　磁性核在磁场中的进动

核磁矩在静磁场的作用下,也如同旋转陀螺在地球引力场中一样进行进动。如图 4.9 所示。经典力学的观点认为:一个磁矩为 $\boldsymbol{\mu}$ 的孤立原子核处于磁场强度为 $\boldsymbol{B}$ 磁场中,若磁矩与 $\boldsymbol{B}$ 的方向不同,则磁场作用产生的力矩 $\boldsymbol{T}$ 为

$$T = \boldsymbol{\mu} \times \boldsymbol{B} \tag{4.24}$$

此力矩迫使原子核的自旋角动量 $\boldsymbol{L}$ 改变,即

$$T = \frac{\mathrm{d}L}{\mathrm{d}t} = \boldsymbol{\mu} \times \boldsymbol{B} \tag{4.25}$$

将式(4.25)两边乘以 γ 得

$$\gamma \frac{\mathrm{d}L}{\mathrm{d}t} = \gamma[\boldsymbol{\mu} \times \boldsymbol{B}] \tag{4.26}$$

将式(4.12)代入式(4.26)即

$$\frac{\mathrm{d}\boldsymbol{\mu}}{\mathrm{d}t} = \gamma[\boldsymbol{\mu} \times \boldsymbol{B}] = \gamma \begin{vmatrix} \mathbf{i} & \mathbf{j} & \mathbf{k} \\ \mu_x & \mu_y & \mu_z \\ B_x & B_y & B_z \end{vmatrix} \tag{4.27}$$

核磁矩对时间的变化率等于磁矩与磁场强度的矢量积并乘以磁旋比 γ。写成分量形式

$$\frac{\mathrm{d}\mu_x}{\mathrm{d}t} = \gamma(\mu_y B_z - \mu_z B_y) \tag{4.28a}$$

$$\frac{\mathrm{d}\mu_y}{\mathrm{d}t} = \gamma(\mu_z B_x - \mu_x B_z) \tag{4.28b}$$

$$\frac{\mathrm{d}\mu_z}{\mathrm{d}t} = \gamma(\mu_x B_y - \mu_y B_x) \tag{4.28c}$$

现在研究核磁矩 $\boldsymbol{\mu}$ 在静磁场 $\boldsymbol{B}_0$ 中的运动。假设 $\boldsymbol{B}_0$ 沿着 z 轴的方向,核磁矩 $\boldsymbol{\mu}$ 与 $\boldsymbol{B}_0$ 之间夹角为 α,如图 4.10 所示,$B_z = B_0$,$B_x = B_y = 0$,把此值代入式(4.28a),式(4.28b),式(4.28c),即

$$\frac{\mathrm{d}\mu_x}{\mathrm{d}t} = \gamma\mu_y B_0 \tag{4.29a}$$

$$\frac{\mathrm{d}\mu_y}{\mathrm{d}t} = -\gamma\mu_x B_0 \tag{4.29b}$$

$$\frac{\mathrm{d}\mu_z}{\mathrm{d}t} = 0 \tag{4.29c}$$

这就是磁矩 $\boldsymbol{\mu}$ 在静磁场 $\boldsymbol{B}_0$ 中的运动方程。由方程(4.29c)可知, μ_z 是一个常数,这说明 $\boldsymbol{\mu}$ 在 z 轴上的投影是不变的,为解运动方程 μ_x,μ_y,对方程(4.29a)再取一次导数,并把式(4.29b)代入,得

$$\frac{\mathrm{d}^2\mu_x}{\mathrm{d}t^2} + \gamma^2 B_0^2\mu_x = 0 \tag{4.30}$$

这是一个简谐振动方程,它的解为

$$\mu_x = A\cos(\gamma B_0 t + \varphi) \tag{4.31}$$

$$\mu_y = -A\sin(\gamma B_0 + \varphi) \tag{4.32}$$

用 $\omega_0 = \gamma B_0$ 代入 μ_x,μ_y 中可得

$$\mu_x = A\cos(\omega_0 t + \varphi) \tag{4.33}$$

$$\mu_y = -A\sin(\omega_0 + \varphi) \tag{4.34}$$

由方程(4.29c)解得 $\qquad\mu_z = $ 常数 $\tag{4.35}$

由式(4.33)和式(4.34)可得

$$|\mu_{xy}| = \sqrt{\mu_x^2 + \mu_y^2} = A \tag{4.36}$$

A 为常数。

可见, $\boldsymbol{\mu}$ 在 x 轴上的投影按余弦规律变化, $\boldsymbol{\mu}$ 在 y 轴上的投影按正弦规律变化, $\boldsymbol{\mu}$ 在 xy 平面上的投影的绝对值 $|\mu_{xy}|$ 是一个常数,说明 $\boldsymbol{\mu}$ 在 xy 平面上进行转动,转动频率为 ω_0。

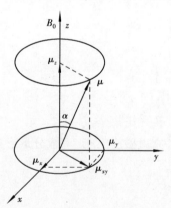   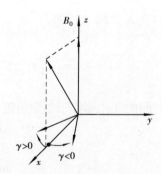

图 4.10　核磁矩各分量的运动　　　　图 4.11　$\boldsymbol{\mu}$ 的进动方向

根据上述公式可以看出,核磁矩 $\boldsymbol{\mu}$ 在静磁场中绕 $\boldsymbol{B}_0$ 进动,进动频率为 $\omega_0 = \gamma B_0$, ω_0 与 γ 和 B_0 成正比,与 $\boldsymbol{\mu}$ 和 $\boldsymbol{B}_0$ 之间的夹角 α 无关,这种进动称拉莫尔进动(LARMOR PRECESSION), ω_0 称为拉莫尔频率(LARMOR FREQUENCY)。

根据上面公式也可以确定自旋核的进动方向。假设 $t = 0$ 的时刻, μ_{xy} 处在 x 轴上即 $\mu_y = 0$,当有时间正增量 Δt 以后,在 Δt 很小的时候 $\mu_y = -A\sin(\Delta t) \approx -A\omega_0\Delta t$,为负值,即当时间从零开始以后不久有一个小小的增量时, μ_{xy} 在 y 轴上的投影首先出现负值。由此可见,当 γ

为正值时,如果对着 z 轴观察,$\boldsymbol{\mu}$ 是向着顺时针方向进动,如图4.11所示。

同理,当 γ 为负值时,$\boldsymbol{\mu}$ 是向着反时针方向进动。

由此可见核磁矩 $\boldsymbol{\mu}$ 在静磁场中围绕 $\boldsymbol{B}_0$ 进动,它的运动轨迹是圆锥体。在进动过程中,核磁矩的能量不发生变化。

4.3 核磁共振现象的产生

4.3.1 核磁共振现象和共振条件

(1)核磁共振现象

经典力学的观点:核磁矩具有一定的能量,在静磁场中以定角 α 作拉莫尔进动,但没有能量变化。为使核磁矩 $\boldsymbol{\mu}$ 所具有的能量发生变化,必须在静磁场的垂直平面内,施加以 ω 角速度旋转的第二个磁场 $\boldsymbol{B}_1$,一般 $B_1 \ll B_0$。这时来研究核磁矩 $\boldsymbol{\mu}$ 的运动。为了获得角速度为 ω 的磁场 $\boldsymbol{B}_1$,实际上一般都是在 x 轴方向上加一个线偏振的交变磁场 $2B_1 \cos \omega t$,如图4.12(a)所示,即在 x 轴上的振荡线圈中加上交变的电压,使其振幅为 $2B_1$,振荡角频率为 ω,则振荡线偏振磁场为 $B_x = 2B_1 \cos \omega t$。可以把这个线偏振磁场看做是由大小相等,旋转方向相反的两个圆偏振的磁场 B_1 的叠加而成,如图4.12(b)所示。

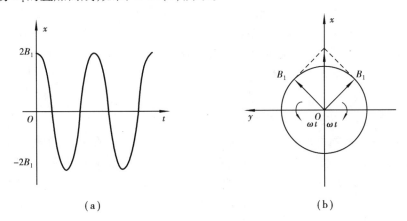

(a)　　　　　　　　　　(b)

图4.12　线偏振磁场分解为两个旋转磁场

其中,一个磁场的旋转方向与核磁矩旋转方向相同,角频率相近,它能够与核磁矩相互作用。而另一个磁场与核磁矩的方向相反,所以与核磁矩的作用可以忽略。为了简化与直观起见,假设有一个旋转坐标系 $x'y'z'$,如图4.13(a)所示。它的 z' 轴与固定坐标系 xyz 的 z 轴以及 $\boldsymbol{B}_0$ 相重合,它的 x',y' 轴围绕 z 轴旋转。假如旋转磁场 $\boldsymbol{B}_1$ 与 x' 轴永远重合,这表示两者的旋转速度一致,那么,在 $x'y'z'$ 系中就可以认为 $\boldsymbol{B}_1$ 是静止的。上面讲到,核磁矩 $\boldsymbol{\mu}$ 在固定坐标系中以角频率 $\omega_0 = \gamma B_0$ 围绕 $\boldsymbol{B}_0$ 进动。如果使所加的旋转磁场的频率 ω 正好等于核磁矩的进动频率 ω_0,那么,在 $x'y'z'$ 系中观察,$\boldsymbol{\mu}$ 也是静止的。但是由于加上 $\boldsymbol{B}_1$ 磁场,$\boldsymbol{\mu}$ 将受到一个相当于静磁场 $\boldsymbol{B}_1$ 的作用,根据前面证明的结论,$\boldsymbol{\mu}$ 就围绕 $\boldsymbol{B}_1$ 发生进动。这个进动的角频率为 $\omega_1 = \gamma B_1$,一般 B_1 很小,因此,这个进动比较慢。在 xyz 系中观察,将看到两种进动的合成。由于 $\boldsymbol{\mu}$ 围绕 $\boldsymbol{B}_1$ 的

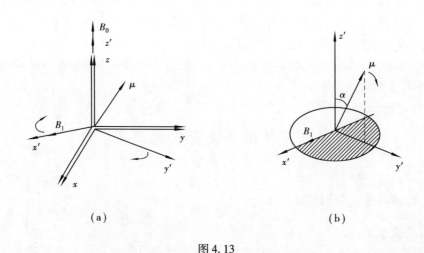

图 4.13

(a)两种坐标系的关系　(b)μ 在旋转坐标系中的运动

进动,使核磁矩 μ 与静磁场 B_0 的夹角 α 发生变化,根据公式 $E = -|\mu||B_0|\cos\alpha$,当 α 变化时,μ 在 B_0 中的能量也发生变化(α 角增加,能量增加),而这个能量变化是以所加旋转磁场的能量变化为依据的。如果 α 角增加,核磁矩就要从外加交变磁场中吸收能量,这就是核磁共振。共振条件为

$$\omega = \omega_0 = \gamma B_0 \tag{4.37}$$

μ 围绕 B_1 的进动方向跟上面得出的结论一致,即对着 B_1 看,如果 $\gamma > 0$,μ 向顺时针方向进动,如果 $\gamma < 0$,μ 向反时针方向进动。从图 4.13(b)μ 在旋转坐标系中可以见到,由于 μ 的开始位置不同,B_1 的作用可能使 α 增加,相当于核的能量增加,它从 B_1 吸收能量。如果 μ 处于左半部分,B_1 的作用使 α 角减小,相当于核的能量减小,它把能量交给 B_1 场。如果 B_1 与磁矩 μ 在 $x'y'$ 面上的投影 $\mu x'y'$ 之间的相位是直角,那么,α 角的增加最有效。如果 B_1 与 $\mu x'y'$ 的相位接近 $0°$ 或 $180°$,则 α 角的增加不是很有效。

当外加的交变磁场频率 ω 不等于核的进动频率 ω_0 时,那么,在 $x'y'z'$ 坐标系中 μ 就不是静止的,而 $\mu x'y'$ 相对于 B_1 旋转。如果 ω 与 ω_0 相差不大,那么,μ 旋转得很慢,它可能在阴影部分停留很久,然后在非阴影部分停留很久,因此,核对能量的吸收和发射是交替进行的。如果 ω 与 ω_0 相差很大,这个交替发生得很快,实际上相当于 α 不变,因此,也看不到能量的发射与吸收,即 $\omega \neq \omega_0$ 时,不发生共振。

量子力学的观点,根据空间量子化的规则,相邻两能级间的能量差为 $\Delta E = \gamma h B_0$。

原子核在能级之间的跃迁,根据量子力学的选择定则,认为这里只有磁量子数的变化,即:$\Delta m = \pm 1$,相邻两能级之间的跃迁才是允许的。如果把电磁波作用到原子核系统上,当这个电磁波的频率所决定的能量正好等于原子核两相邻能级之间的能量差,即:

$$h\nu = \Delta E = \gamma h B_0 \tag{4.38}$$

这个电磁波就会引起原子核在这两个能级之间跃迁,从而引起原子核对电磁波的吸收,这就是核磁共振现象。根据式(4.38)得出共振条件为

$$\nu = \frac{\gamma}{2\pi} B_0, \quad \omega = \gamma B_0 \tag{4.39}$$

这结论与经典力学的观点是一致的。

综合经典力学和量子力学的观点,可以这样来研究原子核在磁场中的运动。自旋原子核的磁矩 $\boldsymbol{\mu}$ 在外磁场 $\boldsymbol{B}_0$ 中以 $\omega_0 = \gamma B_0$ 的角频率围绕 $\boldsymbol{B}_0$ 进动。当没有交变磁场 $\boldsymbol{B}_1$ 时,$\boldsymbol{\mu}$ 与 $\boldsymbol{B}_0$ 的夹角 α 保持不变,因此,在磁场中核磁矩只能取某些固定的方向。例如,$I = 1/2$ 的核,核磁矩 $\boldsymbol{\mu}$ 只能有两个方向。把进动的概念与空间量子化的概念结合起来,认为核磁矩是在两个可能的进动圆锥上进动。如图 4.14 所示。

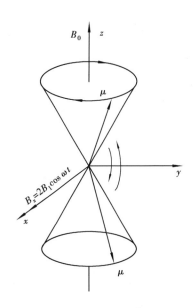

当 $\boldsymbol{\mu}$ 在上面的进动圆锥上进动时(与 $\boldsymbol{B}_0$ 同向),相当于核磁矩在 $m = 1/2$ 的低能级状态。当 $\boldsymbol{\mu}$ 处在下面的进动圆锥时(与 $\boldsymbol{B}_0$ 反向),相当于核磁矩处于 $m = -1/2$ 的高能级状态。在垂直于 $\boldsymbol{B}_0$ 的平面上,即在 x 轴方向上加一个交变磁场 $\boldsymbol{B}_x$,从而产生一个旋转磁场 $\boldsymbol{B}_1$。如果旋转磁场角频率满足共振条件 $\omega_0 = \gamma B_0$,那么,处在上面的进动圆锥上的原子核就会吸收交变磁场能量而跃迁到下面的进动圆锥上来,即从低

图 4.14　核磁矩在进动圆锥之间的跃迁

能级跃迁到高能级,这就是核磁共振现象。当然,当核磁矩从下面的进动圆锥跃迁到上面的进动圆锥上来时,即从高能级跃迁到低能级时,原子核要通过无辐射的形式放出能量。

(2)核磁共振条件的讨论

上面由经典力学得出的共振条件与量子力学得出的结论是一致的,即

$$\omega = \omega_0 = \gamma B_0$$

$$\nu = \nu_0 = \frac{\gamma B_0}{2\pi}$$

此式即拉莫尔方程,是核磁共振的最基本公式,它规定了磁性核在一定的磁场中引起共振的必要条件。下面从 3 个方面来考虑满足核磁共振条件。

①为了找到核磁共振信号,可以固定磁场强度,扫描电磁波频率。当满足拉莫尔方程时,即有共振信号,这是扫频法;采用固定频率,扫描磁场的是扫场法;也可以固定磁场,以一个含有各种频率的宽频带去覆盖核磁共振区域,使得全部同类核同时被激发,这种方法叫脉冲法。扫频和扫场法又称连续波法。

②无论扫频法还是扫场法,原子核种类不同,即磁旋比 γ 不同,共振频率(或引起共振的磁场)也不同,其频率(或引起共振的磁场)的大小取决于磁旋比 γ,某些核的 γ 值可由表 4.1 查到。

例 4.1　^{1}H 与 ^{13}C 核的磁旋比 γ 分别为 26.7×10^7 rad/(s · T) 和 6.7×10^7 rad/(s · T),在一个 T 的磁场强度之下,^{1}H 与 ^{13}C 的共振频率分别为

^{1}H:　　　$\nu = \dfrac{\gamma}{2\pi} B_0 = \dfrac{26.7 \times 10^7 \ \text{rad/(s · T)}}{2 \times 3.14} \times 1 \ \text{T} = 42.58 \ \text{MHz}$

^{13}C:　　　$\nu = \dfrac{\gamma}{2\pi} B_0 = \dfrac{6.7 \times 10^7 \ \text{rad/(s · T)}}{2 \times 3.14} \times 1 \ \text{T} = 10.70 \ \text{MHz}$

③由拉莫尔方程可以看出,共振频率与磁场强度成正比,磁场强度增加,共振频率也成比

例地增加。图 4.15 分别表示 $I = 1/2, 1, 3/2$ 的自旋核的核磁矩的能级与磁场强度的关系。当 $B_0 = 0$，核磁矩 $\boldsymbol{\mu}$ 只有一个能级，而 B_0 不等于零时，能级开始分裂，B_0 越大，能级裂分越大，ΔE 越大，即相邻两个能级能量的差别越大，或者说从低能级跃迁到高能级吸收的电磁波频率越大。表 4.2 列出 ^1H 核磁共振的磁场强度和相应的共振频率。

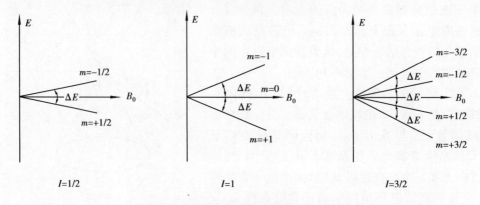

$$I=1/2 \qquad I=1 \qquad I=3/2$$

图 4.15　核磁矩的能级与磁场强度的关系

表 4.1　某些核的磁旋比 γ

核	磁旋比 γ	核	磁旋比 γ
	$\gamma/(\mathrm{rad}\cdot\mathrm{s}^{-1}\cdot\mathrm{T}^{-1}\cdot10^{-7})$		$\gamma/(\mathrm{rad}\cdot\mathrm{s}^{-1}\cdot\mathrm{T}^{-1}\cdot10^{-7})$
^1H	26.752	^{14}N	1.934
^{13}C	6.728	^{17}O	−3.628
^{15}N	−2.712	^{23}Na	7.080
^{19}F	25.181	^{33}S	2.055
^{29}Si	−5.319	^{35}Cl	2.624
^{31}L	10.841	^{37}Cl	2.184
^2D	4.107	^{39}K	1.250
^7Li	10.398		

表 4.2　不同磁场强度下产生核磁共振所需射频波的频率

频率/MHz	磁场强度/T	频率/MHz	磁场强度/T
60	1.409 2	220	5.167 1
90	2.113 8	250	5.871 6
100	2.348 6	270	6.341 4
180	4.227 6	360	8.455 2
200	4.697 3	600	14.092

4.3.2　核自旋态在各能级上的分布-玻尔兹曼分布

前面讨论了单个孤立自旋核的一般性质，在均匀磁场中的行为以及核磁共振现象和共振条件。如果是一群核，它们具有哪些性质呢？首先是这些核在均匀磁场中进行能级分裂。那么,一群核在各能态上分布情况如何? 假设讨论 $I = 1/2$ 的核,核之间无互相作用。对于 $I = 1/2$ 的核只可能有两个能级,在热平衡状态下令高能级上核数为 N_2^0,低能级上的核数为 N_1^0,根据玻尔兹曼分布,它们之比,由式(4.40)给定

$$\frac{N_2^0}{N_1^0} = \exp\left(-\frac{\Delta E}{kT}\right) = \exp\left(-\frac{\gamma\eta B_0}{kT}\right) \tag{4.40}$$

由于 $\gamma\eta B_0 \ll kT$,式(4.40)可以按泰勒级数展开取一级近似,得

$$\frac{N_2^0}{N_1^0} = \exp\left(-\frac{\Delta E}{kT}\right) \approx 1 - \frac{\gamma\eta B_0}{kT} \tag{4.41}$$

通过以上可计算出热平衡状态时两能级上的核数目的差值 η_0

$$\eta_0 = N_1^0 - N_2^0$$

令 N 为热平衡状态核的总数目 $N = N_1^0 + N_2^0$

所以

$$\frac{N_2^0}{N - N_2^0} = 1 - \frac{\gamma\eta B_0}{kT}$$

整理得

$$N_2^0 = \frac{N}{2}\frac{\left(1 - \dfrac{\gamma\eta B_0}{kT}\right)}{\left(1 - \dfrac{\gamma\eta B_0}{2kT}\right)} = \frac{N}{2}\frac{\exp\left(-\dfrac{\gamma\eta B_0}{kT}\right)}{\exp\left(-\dfrac{\gamma\eta B_0}{2kT}\right)} = \frac{N}{2}\exp\left(-\frac{\gamma\eta B_0}{2kT}\right)$$

$$= \frac{N}{2}\left(1 - \frac{\gamma\eta B_0}{2kT}\right) \tag{4.42a}$$

同理,可得

$$N_1^0 = \frac{N}{2}\left(1 + \frac{\gamma\eta B_0}{2kT}\right)$$

$$\eta_0 = N_1^0 - N_2^0 = \frac{N}{2}\left(\frac{\gamma\eta B_0}{kT}\right) \tag{4.42b}$$

从上式可看到在热平衡状态下两能级上核数之间差值与总核数 N、静磁场强度 B_0 成正比,而与绝对温度成反比。由于原子核两能级的能量差 $\Delta E = \gamma\eta B_0$ 很小,因此,两能级上核数的差值也就很小。

例 4.2　求常温 27 ℃ 即 300 °K 热平衡条件下,^{1}H 核在 2.3 T 均匀磁场中两能级上核数的差值 η_0。

对于 ^{1}H 核,$I = 1/2$　　　$\Delta E = \gamma\eta B_0 = 26.753 \times 10^7 \times \dfrac{6.626 \times 10^{-34}}{2 \times 3.141\,6} \times 2.3 = 6.48 \times 10^{-26}$ J

$$kT = 4.11 \times 10^{-21}\ \text{J}$$

$$\frac{\Delta E}{kT} = 15.65 \times 10^{-6}$$

根据式(4.42b),即

$$\eta_0 = N_1^0 - N_2^0 = \frac{N}{2}\left(\frac{\gamma\eta B_0}{kT}\right) = \frac{N}{2}(15.65 \times 10^{-6})$$

从此式可以看出,2.3 T 磁场的情况下,如 $N = 10^6$ 时在热平衡的状态,两能级之间的核数之差

约为 8 个,即低能级上质子数比高能级上质子约多 8 个。

对于 ^{13}C 核, $I = 1/2$,

$$\Delta E = \gamma \eta B_0 = 1.626 \times 10^{-26} \text{ J}$$

$$\frac{\Delta E}{kT} = 3.92 \times 10^{-6}$$

$$\eta_0 = N_1^0 - N_2^0 = \frac{N}{2}\left(\frac{\gamma \eta B_0}{kT}\right) = \frac{N}{2}(3.92 \times 10^{-6})$$

同样可看出,2.3 T 磁场情况下,100 万个 ^{13}C 核,常温下在热平衡状态,两能级之间核数之差约为 2 个。所观察到的核磁共振信号完全是由这个核数目的差值形成的。

4.3.3 饱和现象

由核自旋态在能级上分布的情况可知:能级之间的核数目相差极少,因此,在核磁共振的条件下,如何保持这个核数的差值是很有意义的。由于在射频场的作用下低能态的核要吸收射频场的能量,从低能态向高能态跃迁而产生共振信号。如果高能态上的核无法及时回到低能态,自旋核系统继续吸收射频场的能量,低能态上核的数目逐渐减少,两能级上核的数目趋于相等,吸收能量减少或消失,则核磁共振信号减少或消失,这种现象称为饱和现象。

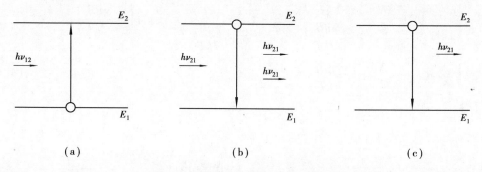

图 4.16　电磁辐射与物质的相互作用

(a)感应吸收　(b)感应辐射　(c)自发辐射

这种饱和现象随着时间的变化是如何进行的,已知电磁辐射与物质相互作用有感应吸收、感应辐射、自发辐射 3 个过程,如图 4.16 所示。所谓感应吸收,处于低能态 E_1 上的核在外界电磁波的作用下,吸收一个电磁波的能量子 $h\nu_{12}$,跃迁到高能态 E_2 去,外加电磁波的能量减弱,此称为感应吸收,如图 4.16(a)所示。处于高能态 E_2 上的核在外界电磁波的作用下,从 E_2 跃迁到低能态 E_1 上,并把多余的能量以电磁波的形式放出去,这时外加电磁波的强度增加,这个过程称为感应辐射,如图 4.16(b)所示。处于高能态 E_2 上的核自发地跃迁到低能态 E_1 上,并把多余的能量以电磁波 $h\nu_{12}$ 的形式辐射出来称为自发辐射,如图 4.16(c)所示。

对于原子核而言,感应吸收几率 L_{12} 与感应辐射的几率 L_{21} 是相等的,而自发辐射的几率是随跃迁频率的立方而改变的,在核磁共振这样低频的情况下,自发辐射几率较小,难以发生。下面研究饱和现象,即研究高低能级上核数随时间变化的规律。

已知 $L_{12} = L_{21}$,并令它等于 L ,即 $L = L_{12} = L_{21}$,现在来看低能级上核数的变化规律。在射频照射的情况下高能级上的核数为 N_2 ,低能级上的核数为 N_1 。而 N_1 是逐步减少的,所以它随时间的变化率应为负值,即

$$\frac{\mathrm{d}N_1}{\mathrm{d}t} = N_2 P_{21} - N_1 P_{12} = -P(N_1 - N_2) \tag{4.43}$$

令

$$N_1 + N_2 = N \qquad N_1 - N_2 = \eta$$

则

$$N_1 = \frac{N + \eta}{2}, \quad N_2 = \frac{N - \eta}{2}$$

$$\frac{\mathrm{d}\left(\dfrac{N + \eta}{2}\right)}{\mathrm{d}t} = -P\left(\frac{N + \eta}{2} - \frac{N - \eta}{2}\right) = -P\eta$$

$$\frac{1}{2}\frac{\mathrm{d}\eta}{\mathrm{d}t} = -P\eta, \quad \frac{\mathrm{d}\eta}{\mathrm{d}t} = -2P\eta, \quad \frac{\mathrm{d}\eta}{\eta} = -2P\mathrm{d}t$$

上式两边积分,得

$$\int_{\eta_0}^{\eta} = \frac{\mathrm{d}\eta}{\eta} = \int_0^t -2P\mathrm{d}t \tag{4.44}$$

$$\eta = \eta_0 \mathrm{e}^{-2pt}$$

积分限从射频接通的瞬间到某一时刻 t,相应的两能级上核数之差的积分限为 η_0 到 η,它们分别代表在静磁场中热平衡状态下的核数之差和照射 t 时刻后核数之差。从积分结果看其物理意义,除其他因素参与以外,射频照射开始核吸收射频波能量由低能态向高能态跃迁,低能态的核数 N_1 逐渐减少,高能态核数 N_2 逐渐增加,它们之间的差值按指数规律衰减逐渐趋于零,高能态与低能态的核数趋于相等,结果就达到饱和。饱和后射频波继续照射时,两能级上的核处于动态平衡之中,对照射的电磁波能量净吸收为零,核磁共振将无法进行下去,其核磁共振信号消失。

4.3.4　原子核系统磁化强度矢量的运动

前几节已分析了磁性核在磁场中的运动规律,但在核磁共振实验中所用的样品含有大量的磁性核,因此,需要研究磁性核集团在磁场中的运动规律。

(1)静磁化强度矢量

为了研究核磁矩的宏观特性,布洛赫提出了原子核磁化强度矢量的概念,用 $\boldsymbol{M}$ 表示。其定义为单位体积内核磁矩的矢量和,即 $\boldsymbol{M} = \sum\limits_{i=1}^{N} \boldsymbol{\mu}_i$。一般情况下,即无磁场作用,原子核系统中各核磁矩的方向是杂乱无章的,它们的矢量和等于零($\boldsymbol{M} = 0$)。但是如果把原子核系统放入磁场中时,各原子核磁矩都围绕磁场方向以一定的角度和角速度进动,并进行能级分裂。与磁场方向同向的核磁矩处于低能级,与磁场方向反向的核磁矩处于高能级,两能级上的核数服从波尔兹曼分布,低能级上核数高于高能级的核数。根据 $\boldsymbol{M} = \sum\limits_{i=1}^{N} \boldsymbol{\mu}_i$ 式可知,$\boldsymbol{M}$ 在 z 轴的投影 $M_z \neq 0$,但是核磁矩进动相位是随机的,因此,它在

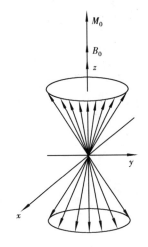

图 4.17　$I = 1/2$ 核磁矩系统的矢量和

xy 面内投影是均匀分布的,所以 M 在 xy 面上的投影 $M_{xy} = 0$。因此,在静磁场中,原子核磁化强度矢量 M 就等于纵向分量,其数值很小与 B_0 方向一致,如图 4.17 所示。

这种在静磁场中的原子核的磁化强度矢量称为静磁化强度矢量,用 M_0 表示。其大小为

$$M_0 = \sum_{i=1}^{N} \mu_{iz} \quad \text{或} \quad M_0 = \sum \mu_{mz} N_m$$

式中,N_m 是 m 能级上磁性核数,μ_{mz} 是 m 能级上核磁矩在 z 轴上投影。

M_0 大小推导如下:当一个样品受到磁场 B_0 的作用之后,样品中各核磁矩将沿着磁场 B_0 有不同的取向,相应的能量为 E_m,$E_m = -m\gamma\eta B_0$。若单位体积内有 N 个原子核分布在 $2I+1$ 个能级上,由波尔兹曼分布可知,m 能级上原子核的个数 N_m 正比于 $\exp\left(\dfrac{\Delta E}{kT}\right)$,因此,可得到下式

$$\frac{N_1}{\exp\left(\dfrac{I\gamma\eta B_0}{kT}\right)} = \frac{N_{I-1}}{\exp\left(\dfrac{(I-1)\gamma\eta B_0}{kT}\right)} = \cdots = \frac{N_m}{\exp\left(\dfrac{m\gamma\eta B_0}{kT}\right)}$$

$$= \frac{\sum_{-I}^{I} N_m}{\sum_{-I}^{I} \exp\left(\dfrac{m\gamma\eta B_0}{kT}\right)}$$

所以

$$N_m = \sum_{-I}^{I} N_m \frac{\exp\left(\dfrac{m\gamma\eta B_0}{kT}\right)}{\sum_{-I}^{I} \exp\left(\dfrac{m\gamma\eta B_0}{kT}\right)} = N \frac{\exp\left(\dfrac{m\gamma\eta B_0}{kT}\right)}{\sum_{-I}^{I} \exp\left(\dfrac{m\gamma\eta B_0}{kT}\right)}$$

因为在核磁共振中,

$$\frac{m\gamma\eta B_0}{kT} \ll 1$$

上式可用泰勒级数展开,忽略高次项,即

$$N_m = N \frac{1 + \dfrac{m\gamma\eta B_0}{kT}}{\sum_{-I}^{I} \left(1 + \dfrac{m\gamma\eta B_0}{kT}\right)} \tag{4.45}$$

$$M_0 = \sum_{-I}^{I} N_m \mu_{mz} = N \frac{\sum_{-I}^{I} \left(1 + \dfrac{m\gamma\eta B_0}{kT}\right)\gamma\eta m}{\sum_{-I}^{I} \left(1 + \dfrac{m\gamma\eta B_0}{kT}\right)} = N\gamma\eta \frac{\sum_{-I}^{I} \left(m + \dfrac{m^2\gamma\eta B_0}{kT}\right)}{\sum_{-I}^{I} \left(1 + \dfrac{m\gamma\eta B_0}{kT}\right)}$$

又因

$$\sum_{-I}^{I} m = 0 \qquad \sum_{-I}^{I} I = 2I + 1$$

$$\sum_{-I}^{I} m^2 = \frac{1}{3}I(I+1)(2I+1)$$

所以

$$M_0 = N\gamma\eta \frac{\dfrac{\gamma\eta B_0}{3kT}I(I+1)(2I+1)}{2I+1} = N(\gamma\eta)^2 \frac{I(I+1)B_0}{3kT} = \frac{I(I+1)N(\gamma\eta)^2}{3kT}B_0$$

令

$$\chi_0 = \frac{I(I+1)N(\gamma\eta)^2}{3kT} \tag{4.46}$$

$$M_0 = \chi_0 B_0$$

此式为居里公式,其比例常数 χ_0 称为静磁化率(也称居里磁化率)。

当 $I=1/2$ 的核

$$M_0 = \frac{NB_0(\gamma\eta)^2}{4kT} \tag{4.47}$$

例 4.3　室温下 1 ml 水在磁场 4.7 T(XL—200)中质子的静磁化强度矢量 M_0 是多少?

$$M_0 = \frac{NB_0(\gamma\eta)^2}{4kT}$$

$$N = 1 \text{ ml} \times 1.00 \text{ g/ml} \times \frac{1}{18} \text{ mol/g} \times 2 \text{ 个/mol} \times 6.02 \times 10^{23}$$

$$= 6.69 \times 10^{22} \text{ 个}$$

$$B_0 = 4.7 \text{ T}$$

$$\gamma\eta = 2.675\ 2 \times 10^8 \times \frac{6.626 \times 10^{-34}}{2 \times 3.141\ 6} \text{ J/T} = 2.82 \times 10^{-26} \text{ J/T}$$

$$kT = 4.11 \times 10^{-21} \text{ J}$$

$$M_0 = \frac{6.69 \times 10^{22} \times 4.7 \times (2.82 \times 10^{-26})^2}{4 \times 4.11 \times 10^{-21}} \text{ J/T} = 1.52 \times 10^{-8} \text{ J/T}$$

(2)磁化强度矢量的弛豫过程

前面已讨论过,核磁矩从高能级向低能级的弛豫过程,而在宏观上应表现为磁化强度矢量的弛豫过程。如果原子核系统受到外界的作用(如射频场的作用),核磁化强度矢量就会偏离平衡位置 $M_z \neq M_0$,$M_{xy} \neq 0$。此时磁化强度的纵向分量小于平衡值 M_0,并出现了一个横向分量 M_{xy}。当外界作用停止后,这种核系统的不平衡状态不能维持下去,而是要自动地向平衡状态恢复。但是这种恢复需要一个过程,即需要一定的时间,因此,把原子核系统从不平衡状态向平衡状态恢复的过程称为弛豫过程。

将 z 轴方向的弛豫过程称为纵向弛豫,即

$$\frac{\mathrm{d}\eta}{\mathrm{d}t} = -\frac{1}{T_1}(\eta - \eta_0) \tag{4.48}$$

两边同乘 $\sum \mu_z$,得

$$\sum \mu_z \frac{\mathrm{d}\eta}{\mathrm{d}t} = -\sum \frac{1}{T_1}(\eta - \eta_0)\mu_z$$

$$\frac{\mathrm{d}M_z}{\mathrm{d}t} = -\frac{1}{T_1}(M_z - M_0) \tag{4.49a}$$

$$\int_{M_0\cos\alpha}^{M_z} \frac{\mathrm{d}M_z}{M_z - M_0} = \int_0^t -\frac{1}{T_1}\mathrm{d}t$$

$$\ln \frac{M_z - M_0}{M_0\cos\alpha - M_0} = -\frac{t}{T_1}$$

$$M_z = M_0\left[1 + (\cos\alpha - 1)\mathrm{e}^{-\frac{t}{T_1}}\right] \tag{4.49b}$$

将水平方向的弛豫过程称为横向弛豫,即

$$\frac{\mathrm{d}\eta}{\mathrm{d}t} = -\frac{\eta}{T_{21}}$$

两边同乘 $\sum \mu_{xy}$,得

$$\sum \mu_{xy} \frac{\mathrm{d}\eta}{\mathrm{d}t} = \sum -\frac{\eta}{T_2}\mu_{xy}$$

$$\frac{\mathrm{d}M_{xy}}{\mathrm{d}t} = -\frac{M_{xy}}{T_2} \qquad\qquad (4.50a)$$

$$\int_{M_0 \sin\alpha}^{M_{xy}} \frac{\mathrm{d}M_{xy}}{M_{xy}} = -\int_0^t \frac{\mathrm{d}t}{T_2}$$

$$\ln\frac{M_{zy}}{M_0 \sin\alpha} = -\frac{t}{T_2}$$

$$M_{xy} = M_0 \sin\alpha \mathrm{e}^{-\frac{t}{T_2}} \qquad\qquad (4.50b)$$

其弛豫过程如图 4.18(b)所示。

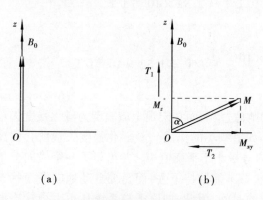

图 4.18 核磁化强度矢量的弛豫过程
(a)平衡状态的磁化强度矢量
(b)不平衡状态的磁化强度矢量

实验表明,对于大多数不太粘的液体,式(4.49a)、式(4.49b)、式(4.50a)、式(4.50b)这 4 个公式是适用的。其中,T_1 是描述核磁化强度的纵向分量 M_z 恢复过程的时间,因此称为纵向弛豫时间。这个过程是由于核自旋系统与周围介质交换能量所引起的,因此 T_1 也称为核的自旋-晶格弛豫时间。而 T_2 是描述核磁化强度横向分量 M_{xy}(包括 M_x,M_y)恢复过程的时间,因此称为横向弛豫时间。这过程是由于核自旋系统内部交换能量所引起的,因此 T_2 也称为核的自旋-自旋弛豫时间。

(3)磁化强度矢量的运动和布洛赫方程

磁化强度矢量不仅受到外加恒定静磁场的作用,而且还受到射频场和本身弛豫效应的作用。布洛赫假设核磁化强度矢量受磁场的作用与它本身弛豫作用是各自独立发生的,在连续波核磁共振中是同时进行的,因此,它们可以进行简单的叠加。下面分别讨论固定坐标系与旋转坐标系中的布洛赫方程。

1)固定坐标系中磁化强度矢量的运动和布洛赫方程

在前几节讨论中,知道核磁矩在外加磁场中的运动为

$$\frac{\mathrm{d}\boldsymbol{\mu}}{\mathrm{d}t} = \gamma[\boldsymbol{\mu} \times \boldsymbol{B}]$$

根据磁化强度矢量的定义

$$\boldsymbol{M} = \sum_{i=1}^N \boldsymbol{\mu}_i$$

如对等同核而言,则

$$\boldsymbol{M} = N \cdot \boldsymbol{\mu}$$

因此将上式两边同乘以 N,得

$$N \frac{\mathrm{d}\mu}{\mathrm{d}t} = \gamma[N\mu \times B]$$

$$\left(\frac{\mathrm{d}\boldsymbol{M}}{\mathrm{d}t}\right)_{\mathrm{fix}} = \gamma[\boldsymbol{M} \times \boldsymbol{B}] \qquad (4.51)$$

再加上弛豫的作用,则布洛赫方程为

$$\left(\frac{\mathrm{d}\boldsymbol{M}}{\mathrm{d}t}\right)_{\mathrm{fix}} = \gamma(\boldsymbol{M} \times \boldsymbol{B}) - \frac{M_x \mathbf{i} + M_y \mathbf{j}}{T_2} + \frac{M_z - M_0}{T_1}\mathbf{k}$$

$$= \gamma \begin{vmatrix} \mathbf{i} & \mathbf{j} & \mathbf{k} \\ M_x & M_y & M_z \\ B_x & B_y & B_z \end{vmatrix} - \frac{M_x \mathbf{i} + M_y \mathbf{j}}{T_2} + \frac{M_z - M_0}{T_1}\mathbf{k}$$

其中,$\mathbf{i},\mathbf{j},\mathbf{k}$ 为固定坐标系中 x,y,z 各轴方向的单位矢量,写成分量的形式如下:

$$\frac{\mathrm{d}M_x}{\mathrm{d}t} = \gamma[M_y B_z - M_z B_y] - \frac{M_x}{T_2} \qquad (4.52\mathrm{a})$$

$$\frac{\mathrm{d}M_y}{\mathrm{d}t} = \gamma[M_z B_x - M_x B_z] - \frac{M_y}{T_2} \qquad (4.52\mathrm{b})$$

$$\frac{\mathrm{d}M_z}{\mathrm{d}t} = \gamma[M_x B_y - M_y B_x] - \frac{M_z - M_0}{T_1} \qquad (4.52\mathrm{c})$$

由于在垂直于 z 轴施加射频场 B_1 在固定坐标系中 x 轴,y 轴分量为 $B_x = B_0 \cos \omega t$,$B_y = -B_1 \sin \omega t$,$B_z = B_0$ 将其代入式(4.52a)、式(4.52b)、式(4.52c)中,即

$$\frac{\mathrm{d}M_x}{\mathrm{d}t} = \gamma(M_y B_0 + M_z B_1 \sin \omega t) - \frac{M_x}{T_2} \qquad (4.53\mathrm{a})$$

$$\frac{\mathrm{d}M_y}{\mathrm{d}t} = \gamma(M_z B_1 \cos \omega t - M_x B_0) - \frac{M_y}{T_2} \qquad (4.53\mathrm{b})$$

$$\frac{\mathrm{d}M_z}{\mathrm{d}t} = \gamma(-M_x B_1 \sin \omega t - M_y B_1 \cos \omega t) - \frac{M_z - M_0}{T_1} \qquad (4.53\mathrm{c})$$

以上为固定坐标中布洛赫方程的分量形式。实践证明这些方程对于液体物质是适用的,因此,在核磁共振中得到了广泛的应用。严格地讲,假设两个因素独立发生作用,事实上并不完全正确,用量子力学的方法可以找到它们之间的相互作用项,但计算起来相当烦琐。布洛赫用简化的假设描述核磁共振现象,避免了烦琐的计算。

2)旋转坐标系中磁化强度矢量的运动和布洛赫方程

为了更简化起见,更精确地理解磁化强度矢量 $\boldsymbol{M}$ 在磁场 $\boldsymbol{B}_0$ 和 $\boldsymbol{B}_1$ 以及弛豫等作用下的运动,现在引入旋转坐标系 $x'y'z'$,并假设 $x'y'z'$ 旋转坐标是围绕 $\boldsymbol{B}_0$ 场,与射频场 $\boldsymbol{B}_1$ 同方向同频率旋转,如图 4.19 所示。

设 $\mathbf{i},\mathbf{j},\mathbf{k}$ 分别是旋转坐标系中 $x'y'z'$ 轴上单位向量,那么,$\boldsymbol{M}$ 在 $x'y'z'$ 中的表达形式为

$$\boldsymbol{M} = M_{x'}\mathbf{i}' + M_{y'}\mathbf{j}' + M_{z'}\mathbf{k}'$$

式中,$\mathbf{i}',\mathbf{j}',\mathbf{k}',\boldsymbol{M}$ 这几个量在固定坐标系 xyz 中都是随时间而变化的量,根据导数公式,得到在 xyz 坐标系中 $\boldsymbol{M}$ 的导数为

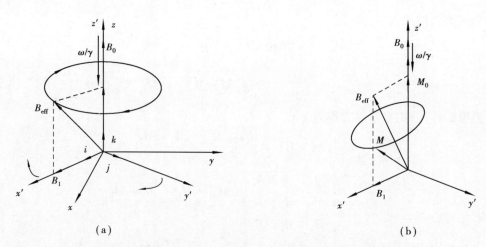

图 4.19　两种坐标中 $\boldsymbol{B}_0$, $\boldsymbol{B}_1$ 及磁化强度矢量在 $\boldsymbol{B}_0$, $\boldsymbol{B}_1$ 中的运动

（a）固定坐标系在旋转坐标系中 $\boldsymbol{B}_0$, $\boldsymbol{B}_1$　（b）磁化强度矢量在 $\boldsymbol{B}_0$, $\boldsymbol{B}_1$ 中的运动

$$\left(\frac{\mathrm{d}\boldsymbol{M}}{\mathrm{d}t}\right)_{\mathrm{fix}} = \frac{\mathrm{d}M_{x'}}{\mathrm{d}t}\mathrm{i}' + M_{x'}\frac{\mathrm{d}\mathrm{i}'}{\mathrm{d}t} + \frac{\mathrm{d}M_{y'}}{\mathrm{d}t}\mathrm{j}' + M_{y'}\frac{\mathrm{d}\mathrm{j}'}{\mathrm{d}t} + \frac{\mathrm{d}M_{z'}}{\mathrm{d}t}\mathrm{k}' + M_{z'}\frac{\mathrm{d}\mathrm{k}'}{\mathrm{d}t}$$

$$= \left(\frac{\mathrm{d}M_{x'}}{\mathrm{d}t}\mathrm{i}' + \frac{\mathrm{d}M_{y'}}{\mathrm{d}t}\mathrm{j}' + \frac{\mathrm{d}M_{z'}}{\mathrm{d}t}\mathrm{k}'\right) + \left(M_{x'}\frac{\mathrm{d}\mathrm{i}'}{\mathrm{d}t} + M_{y'}\frac{\mathrm{d}\mathrm{j}'}{\mathrm{d}t} + M_{z'}\frac{\mathrm{d}\mathrm{k}'}{\mathrm{d}t}\right) \tag{4.54}$$

由于旋转坐标 $x'y'z'$ 中的 3 个单位矢量 i', j', k' 是不变的量,因此,上式的第一部分描述 $\boldsymbol{M}$ 在旋转坐标系中运动,即

$$\left(\frac{\mathrm{d}\boldsymbol{M}}{\mathrm{d}t}\right)_{\mathrm{rot}} = \frac{\mathrm{d}M_{x'}}{\mathrm{d}t}\mathrm{i}' + \frac{\mathrm{d}M_{y'}}{\mathrm{d}t}\mathrm{j}' + \frac{\mathrm{d}M_{z'}}{\mathrm{d}t}\mathrm{k}' \tag{4.55}$$

由于 i', j', k' 是单位矢量,在固定坐标系中它们对时间的导数不会使它们的长度改变,仅其旋转方向发生改变,因此其导数等于旋转角速度 ω 与单位矢量的叉乘积:

$$\frac{\mathrm{d}\mathrm{i}'}{\mathrm{d}t} = \omega \times \mathrm{i}' \tag{4.56a}$$

$$\frac{\mathrm{d}\mathrm{j}'}{\mathrm{d}t} = \omega \times \mathrm{j}' \tag{4.56b}$$

$$\frac{\mathrm{d}\mathrm{k}'}{\mathrm{d}t} = \omega \times \mathrm{k}' \tag{4.56c}$$

将式(4.56)各式代入式(4.54)中,得

$$\left(\frac{\mathrm{d}\boldsymbol{M}}{\mathrm{d}t}\right)_{\mathrm{fix}} = \left(\frac{\mathrm{d}\boldsymbol{M}}{\mathrm{d}t}\right)_{\mathrm{rot}} + \omega \times (M_{x'}\mathrm{i}' + M_{y'}\mathrm{j}' + M_{z'}\mathrm{k}')$$

$$= \left(\frac{\mathrm{d}\boldsymbol{M}}{\mathrm{d}t}\right)_{\mathrm{rot}} + \omega \times \boldsymbol{M} \tag{4.57}$$

即得

$$\left(\frac{\mathrm{d}\boldsymbol{M}}{\mathrm{d}t}\right)_{\mathrm{rot}} = \gamma[\boldsymbol{M} \times \boldsymbol{B}] - \omega \times \boldsymbol{M}$$

$$= \gamma\left[\boldsymbol{M} \times \boldsymbol{B} - \boldsymbol{M} \times \frac{\omega}{\gamma}\right]$$

$$= \gamma\left[\boldsymbol{M} \times \left(\boldsymbol{B} - \frac{\omega}{\gamma}\right)\right] \tag{4.58}$$

式中, $\dfrac{\omega}{\gamma}$ 项具有磁场量纲的项,因此,可以把它看做是由于坐标系转动而引起的"虚设"的磁场,如果用一个有效场 $\boldsymbol{B}_{\mathrm{eff}}$ 代替括号中的量,即

$$\boldsymbol{B}_{\mathrm{eff}} = \boldsymbol{B} - \frac{\omega}{\gamma}$$

代入式(4.58),得

$$\left(\frac{\mathrm{d}\boldsymbol{M}}{\mathrm{d}t}\right)_{\mathrm{rot}} = \gamma\left[\boldsymbol{M} \times \boldsymbol{B}_{\mathrm{eff}}\right] \tag{4.59}$$

比较式(4.59)与式(4.51)可以看出,如果在旋转坐标系中用有效场 $\boldsymbol{B}_{\mathrm{eff}}$ 代替外加磁场 $\boldsymbol{B}_0$,那么, $\boldsymbol{M}$ 在这里的运动方程就与固定坐标系中形式相同,如同有一个静磁场 $\boldsymbol{B}_{\mathrm{eff}}$ 作用在 M 上,使 $\boldsymbol{M}$ 围绕 $\boldsymbol{B}_{\mathrm{eff}}$ 发生进动,进动角速度 $\omega = \gamma|\boldsymbol{B}_{\mathrm{eff}}|$ 。根据假设,选择旋转坐标系 $x'y'z'$ 旋转方向和频率与 B_1 旋转方向和频率相同,因而能使计算与公式简化,也使运动简化。

如考虑到弛豫的效应, $\boldsymbol{M}$ 在旋转坐标系中的布洛赫方程式应为

$$\left(\frac{\mathrm{d}\boldsymbol{M}}{\mathrm{d}t}\right)_{\mathrm{rot}} = \gamma\left[\boldsymbol{M} \times \boldsymbol{B}_{\mathrm{eff}}\right] - \frac{M_x\mathrm{i}' + M_y\mathrm{j}'}{T_2} + \frac{M_z - M_0}{T_1}\mathrm{k}'$$

令 $\boldsymbol{B}_e = \boldsymbol{B}_{\mathrm{eff}}$,即

$$\left(\frac{\mathrm{d}\boldsymbol{M}}{\mathrm{d}t}\right)_{\mathrm{rot}} = \gamma\begin{vmatrix} \mathrm{i}' & \mathrm{j}' & \mathrm{k}' \\ M_{x'} & M_{y'} & M_{z'} \\ B_{ex'} & B_{ey'} & B_{ez'} \end{vmatrix} - \frac{M_{x'}\mathrm{i}' + M_{y'}\mathrm{j}'}{T_2} + \frac{M_{z'} - M_0}{T_1}\mathrm{k}' \tag{4.60}$$

求上式布洛赫方程解仍然比较麻烦,但对一些特殊情况比较容易,即外磁场仅包括 B_0, B_1 ,则 $B_{ex'} = B_1, B_{ey'} = 0, B_{ez'} = B_0 - \dfrac{\omega}{\gamma} = \dfrac{\omega_0 - \omega}{\gamma}$,并将 M_x, M_y 分别用 u, v 表示,而 $M_{z'} = M_z$,则

$$\left(\frac{\mathrm{d}\boldsymbol{M}}{\mathrm{d}t}\right)_{\mathrm{rot}} = \gamma\begin{vmatrix} \mathrm{i}' & \mathrm{j}' & \mathrm{k}' \\ u & v & M_{z'} \\ B_1 & 0 & \left(\dfrac{\omega_0 - \omega}{\gamma}\right) \end{vmatrix} - \frac{u\mathrm{i}' + v\mathrm{j}'}{T_2} + \frac{M_z - M_0}{T_1}\mathrm{k}' \tag{4.61}$$

写成分量形式为

$$\frac{\mathrm{d}u}{\mathrm{d}t} = (\omega_0 - \omega)v - \frac{u}{T_2} \tag{4.62a}$$

$$\frac{\mathrm{d}v}{\mathrm{d}t} = -(\omega_0 - \omega)u + \gamma B_1 M_z - \frac{u}{T_2} \tag{4.62b}$$

$$\frac{\mathrm{d}M_z}{\mathrm{d}t} = -\gamma B_1 v - \frac{M_z - M_0}{T_1} \tag{4.62c}$$

上述这组方程为旋转坐标系中的布洛赫方程,一般来说在旋转坐标系中 $\boldsymbol{M}$ 各分量的值就是这组方程的解。

在连续波核磁共振(CW-NMR)条件下,即静磁场不变的情况下,慢扫描射频场 B_1 (即为慢扫描射频场频率 ν ,使射频场 B_1 慢慢地扫过共振点,此所谓慢通过的情况。在这种条件下,由射频场 B_1 对 $\boldsymbol{M}$ 的作用与本身的弛豫过程, $\boldsymbol{M}$ 逐渐达到平衡状态。因此, $\boldsymbol{M}$ 在旋转坐标系中几乎是固定不变的,它在旋转坐标的 3 个轴上的投影 u, v, M_z 也基本上不变。它们的导数虽然不完全等于零,但在第一级近似中仍然可认为它们等于零,即

$$\frac{\mathrm{d}u}{\mathrm{d}t} = \frac{\mathrm{d}v}{\mathrm{d}t} = \frac{\mathrm{d}M_z}{\mathrm{d}t} = 0 \tag{4.63}$$

方程(4.62a)、方程(4.62b)、方程(4.62c)简化稳定方程形式为

$$(\omega_0 - \omega)v - \frac{u}{T_2} = 0 \tag{4.64a}$$

$$-(\omega_0 - \omega)u + \gamma B_1 M_z - \frac{u}{T_2} = 0 \tag{4.64b}$$

$$-\gamma B_1 v - \frac{M_z - M_0}{T_1} = 0 \tag{4.64c}$$

这样,原来的线性微分方程组就还原成代数方程组,它的解为

$$u = \frac{\gamma B_1 T_2^2(\omega_0 - \omega)}{1 + T_2^2(\omega_0 - \omega)^2 + \gamma^2 B_1^2 T_1 T_2} M_0 \tag{4.65a}$$

$$v = \frac{\gamma B_1 T^2}{1 + T_2^2(\omega_0 - \omega)^2 + \gamma^2 B_1^2 T_1 T_2} M_0 \tag{4.65b}$$

$$M_z = \frac{1 + T_2^2(\omega_0 - \omega)^2}{1 + T_2^2(\omega_0 - \omega)^2 + \gamma^2 B_1^2 T_1 T_2} M_0 \tag{4.65c}$$

由此可见,稳定解中 u,v 与 ω 之间的关系类似于光学中色散曲线与吸收曲线,因此,通常将稳定解的 u 分量叫做色散信号,将稳定解 v 分量叫做吸收信号。

稳定解的几个特点的讨论如下:

①B_1 愈小时,M_z 与平衡值 M_0 偏离愈小。

②由式(4.65a)、式(4.65b)、式(4.65c)中可见 B_1,T_1,T_2 一定时,当 $\Delta\omega = \omega_0 - \omega = 0$,$v$ 为极大,u 为零,当 $\Delta\omega = \omega_0 - \omega \neq 0$,$u$ 是 $\Delta\omega$ 的偶函数,图形相对于 z 轴对称;u 是 $\Delta\omega$ 的奇函数,图形相对于原点对称,如图4.20所示。

③色散信号 u 的特点:

当 B_1 不变时在共振点近旁随 $\Delta\omega$ 的变化,u 极

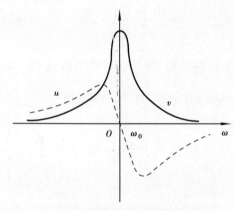

图4.20　磁化强度矢量吸收分量 v 和色散分量 u 与频率的函数关系

值此时有

$$\frac{\mathrm{d}u}{\mathrm{d}\Delta\omega} = 0 \tag{4.66}$$

根据推导,当 $\Delta\omega = \dfrac{(1 + \gamma^2 B_1^2 T_1 T_2)^{\frac{1}{2}}}{T_2}$ 时,则

$$u(极值) = \frac{\gamma B_1 T_2}{(1 + \gamma^2 B_1^2 T_1 T_2)^{\frac{1}{2}}} \tag{4.67}$$

$u(极值)$ 是 B_1 的函数,u 信号的极值随 B_1 的变化有最大值

因

$$\frac{\mathrm{d}u(极值)}{\mathrm{d}B_1} = 0 \tag{4.68}$$

根据推导,当 $B_1 = \dfrac{\sqrt{2}}{2\gamma(T_1 T_2)^{\frac{1}{2}}}$ 时,得

$$u(极值)_{max} = \frac{M_0}{2}\sqrt{\frac{T_2}{T_1}} \tag{4.69}$$

④吸收信号 v 的特点:

a. 共振时($\omega = \omega_0$),v 有极大值,表示为

$$v(极大) = \frac{\gamma B_1 T_2}{(1 + \gamma^2 B_1^2 T_1 T_2)}M_0 \tag{4.70}$$

如果射频场 B_1 足够小(即 $\gamma^2 B_1^2 T_1 T \ll 1$),饱和不发生时,即

$$v(极大) = \gamma B_1 T_2 M_0 \tag{4.71}$$

吸收信号强度正出于 B_1。当饱和程度很大时,式(4.70)分母项 $(1 + \gamma^2 B_1^2 T_1 T_2)$ 增加比分子项增加快,v 增加慢。如 B_1 继续增加时,分母起主导作用,这时 v 下降逐渐饱和,信号消失。如果把 $\gamma^2 B_1^2 T_1 T$ 称为饱和项,用 S 表示之,共振时,v 信号有最大值。下面讨论 v 信号第二个特点。

b. $v(极大)$ 是 B_1 函数,共振时($\omega = \omega_0$)v 信号的极大值随 B_1 的变化有最大值,此时有

$$\frac{\mathrm{d}v(极大)}{\mathrm{d}B_1} = 0 \tag{4.72}$$

根据推导,当 $B_1 = \dfrac{1}{\gamma(T_1 T_2)^{\frac{1}{2}}}$,得

$$v(极大)_{max} = \frac{M_0}{2}\sqrt{\frac{T_2}{T_1}} \tag{4.73}$$

从式(4.73)推导看出,吸收信号 v 并不要求 B_1 无限地弱而要求满足

$$B_1 = \frac{1}{\gamma(T_1 T_2)^{\frac{1}{2}}} \tag{4.74}$$

从式(4.69)和式(4.73)看出,$u(极值)_{max}$ 与 $v(极大)_{max}$ 都等于 $\dfrac{M_0}{2}\sqrt{\dfrac{T_2}{T_1}}$,但是要注意它们是在射频场 B_1 的强度不同的条件下推出的。

c. 在共振点近旁吸收信号的形状。当 $\gamma^2 B_1^2 T_1 T \ll 1$ 时,得

$$v = \frac{\gamma B_1 T_2 M_0}{1 + (\Delta\omega)^2 B_1^2 T_2^2} = \pi\gamma B_1\left[\frac{T_2}{\pi}\left(\frac{1}{1 + (\Delta\omega)^2 B_1^2 T_2^2}\right)\right]M_0 \tag{4.75}$$

吸收信号 v 是洛仑兹函数,如图 4.20 所示。

d. 吸收信号半峰宽(又称线宽),将 $\dfrac{v(极大)}{2}$ 代入式(4.65b)即可解得

$$\Delta\omega_{\frac{1}{2}} = \frac{1}{T_2}(1 + \gamma^2 B_1^2 T_1 T_2)^{\frac{1}{2}} \tag{4.76}$$

它与色散信号极大值处到零点之间的频率相同,从式(4.76)中可知线宽主要是由 T_2 值所决定,因此,横向弛豫时间是线宽的主要参数,当 B_1 很小时,$\Delta\omega_{\frac{1}{2}} = \dfrac{1}{T_2}$。当 B_1 增加时即趋于饱和时,谱线加宽。

4.4　核磁共振的可测参数

4.4.1　弛豫时间常数

在 90°射频脉冲作用下,M_0将偏离B_0方向 90°,到达 x-y 平面。脉冲过后此不平衡态并不能维持下去,在 B 作用下,M_0要向原来与B_0平行的状态恢复,这种恢复要经历一定的过程。把核群体从这种不平衡的状态向平衡态恢复的过程称为弛豫过程。在此过程中,M_0受到B_0的磁力矩作用,绕B_0方向的进动继续进行,但M_0的 z 分量 M_z逐渐增大,M_{xy}逐渐减小。这表明M_0在 B 中的势能逐渐减小,系统向稳定的低能态($\theta = 0$)过渡,直到完全恢复,$M_z = M_0$,$M_{xy} = 0$,该过程是系统释放能量的过程。实验发现,M_0偏离平衡程度越大,则恢复越快,因此,假设 M_z 与 M_{xy} 向平衡态恢复的速度同它们偏离平衡的程度成正比,即

$$\begin{cases} \dfrac{\mathrm{d}M_z}{\mathrm{d}t} = \dfrac{1}{T_1}(M_0 - M_{xy}) \\[2mm] -\dfrac{\mathrm{d}M_{xy}}{\mathrm{d}t} = \dfrac{1}{T_2}M_{xy} \end{cases} \tag{4.77}$$

解之得

$$M_z(t) = M_0(1 - \mathrm{e}^{-t/T_1}) \tag{4.78}$$

$$M_{xy}(t) = M_0\mathrm{e}^{-t/T_2} \tag{4.79}$$

式中,T_1,T_2是两个系数,称为弛豫时间常数,显然,M_0的两个分量都按指数规律变化。如上所述,弛豫过程是核系统向外释放能量的过程。核系统与外部交换能量主要有两种形式。

（1）自旋-晶格弛豫与 T_1

指自旋核与周围物质相互作用交换能量的过程,表现为 M_z 的恢复。该过程中,核自旋把能量交给周围晶格,并转换为晶格热运动的能量,同时核自旋从高能级跃迁到低能级,从与 B 反平行到与B_0平行的状态,这促使M_0沿B_0正向 M_z 的方向增大,高能级核数逐渐减少,低能级核数逐渐增多,直到符合玻尔兹曼分布,恢复热平衡态为止,该过程以 M_z 的完全恢复为标志,故称为纵向弛豫过程。相应 T_1 称为纵向弥豫时间常数或自旋-晶格弛豫时间常数,它是描述纵向弛豫快慢程度的一个特征量,它与核所处的位置、环境及运动状态有关,不同物质的晶格不同,T_1就不同。在生物体中,不同组织器官的 ^{1}H 核的 T_1 值互不相同。且实验发现,正常组织与病变组织相比,T_1有明显差异,如共振频率为 2 MHz 时,正常人肺的 $T_1 = 0.4$ s,恶性肺肿瘤 $T_1 = 0.8$ s,恶性胃肿瘤 $T_1 = 1.06$ s,显然组织器官正常与否可由 T_1 反映,T_1 是 NMR 的一个重要参数。

（2）自旋-自旋弛豫与 T_2

核自旋间的相互作用,当处于高能态的自旋与一个低能级的自旋核互相接近时,如其进动频率相同,那么,它们可相互作用交换能量,高能态的将能量传递给低能态的,后者跃向高能态,本身回到低能态。这种能量交换表现为横向分量 M_{xy} 的恢复。该过程就整体核系统而言,总能量并无改变,并以 M_{xy} 很快趋于 0 为标志,故称为横向弛豫过程。T_2是其时间常数,它是可测量的,一般生物组织 $T_2 = 50$ ms,T_2与物质内部磁场有关,脂肪内部磁场较弱,T_2较长,生物组

织内含有一些固体成分,有较强的内部磁场,T_2 也就较短。

4.4.2 自由感应衰减信号

90°射频脉冲过后,受激核在向外释放能量的弛豫过程中由于 M_0 继续绕 B_0 方向进动,故 M_0 在 x-y 平面上的横向分量 M_{xy} 也在平面上绕 B_0 方向转动,由于 M 是逐渐减小的,故 M 的矢端轨迹如图 4.21(a)所示。

这时若在 y 轴(或 x 轴)方向设一接收线圈,则由于 M_{xy} 在 x-y 平面上的转动,会使穿过线圈的磁感应强度通量发生改变,于是在线圈两端产生一个很小的,并逐渐衰减的感应电动势,这种电动势称为自由感应衰减信号,简称 FIDS,其强度按指数规律衰减,衰减速度由 T_1,T_2 决定,还与所在区域核自旋密度有关,FIDS 的出现是产生核磁共振吸收的标志。

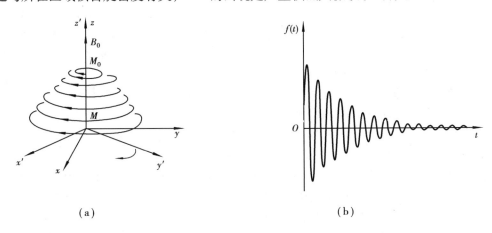

$$(a) \qquad\qquad\qquad (b)$$

图 4.21 FID 信号及其产生过程

4.4.3 化学位移

以上分析的原子核是"裸"核,实际上,分子中核是由电子包围着的,即处于一定的"分子环境"又称"化学环境"之中。同一种核,即使在相同的静磁场中,由于自旋核所处的化学环境不同,核磁共振频率 ν 也不同。这种由于化学环境不同引起的核磁共振频率发生偏移的现象称为化学位移。其实同种核的共振频率随着核的化学环境不同仅仅产生微小的差别。试验发现,化合物中各种不同化学环境的氢原子,其共振频率差异范围为百万分之十。但是这一微小差异很有用,使有可能从核磁共振谱中得到有关分子结构的信息。

(1)化学位移的来源

在分子中,磁核周围都有电子包围着,电子绕核运动形成电子云。在静磁场 B_0 作用下,根据楞次定律,核外电子云感应出电子环流,因此,产生一个与静磁场方向相反的感应磁场 B_i 如图 4.22 所示。感应磁场 B_i 的大小与磁场强度成正比,感应磁场与静磁场一起作用于磁核,这时磁核实际所受的磁场强度 B_0' 为

$$B_0' = B_0 - B_i = B_0 - \sigma B_0 = (1 - \sigma)B_0 \tag{4.80}$$

式中,σ 称为屏蔽常数,它包括核周围各种各样的因素对核实受磁场强度的影响,是特定原子核所处化学环境的反映。因此,在实际考虑共振频率时,应减去原子核受"屏蔽"的影响,其共振频率应为

$$\nu = \frac{\gamma(1 - \sigma)B_0}{2\pi} \tag{4.81}$$

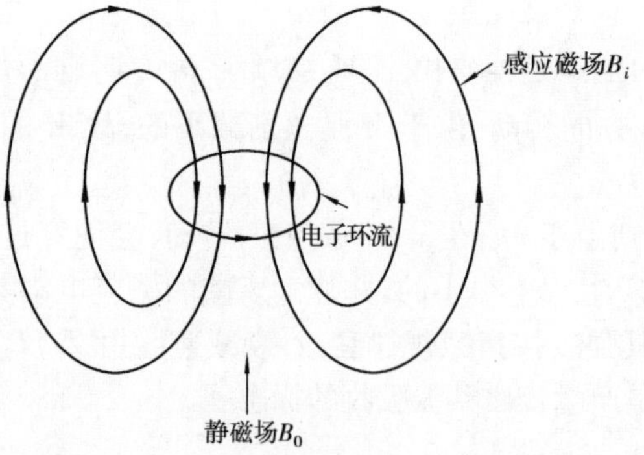

若固定电磁波频率,由于核所受的屏蔽效应,则必须增加静磁场强度以克服屏蔽才能达到共振条件。若固定静磁场强度,则需要降低电磁波频率才能达到共振条件。

图 4.22 孤立氢原子 ^{1}H 的核外电子抗磁屏蔽

从上式可见,即使是同一种原子核,由于化学环境的不同,而使 σ 具有不同的值,因此有不同的共振频率。σ 值主要受 3 种因素影响:

①核外电子的抗磁屏蔽是由于磁核外的电子所引起的抗磁屏蔽。它与被测原子核外电子云密度有关,核外电子云密度愈大,抗磁屏蔽也愈大,使核的共振位置移向高场。

②局部顺磁屏蔽是由于原子生成的化学键对核外电子在静磁场作用下的环流所引起的限制作用,所谓局部是指成键电子对核的影响。对于质子,抗磁屏蔽有很重要的贡献,顺磁屏蔽较弱,约小一个数量级。而对质子以外的其他核,例如,^{13}C,^{15}N,^{19}F,虽然自旋量子数与质子一样都为 $I = 1/2$;但它们有 L 电子,其化学位移范围比质子大几十倍,分子环境对化学位移的影响比质子灵敏得多,顺磁屏蔽对这些核的化学位移贡献起重要的作用。由于顺磁屏蔽与抗磁屏蔽符号相反,则顺磁屏蔽效应使核的共振位置移向低场。

③远程屏蔽(又称磁各向异性效应)是指分子中核周围其他原子或基团的影响称为远程屏蔽。它不通过化学键而是通过空间的磁力线影响观察核的核磁共振信号的化学位移。分子结构对化学位移的微妙影响主要在此。这种屏蔽作用范围较大,能对附近多个磁核产生影响,故被称为远程屏蔽,又因为屏蔽作用的大小取决于磁核所处的空间位置(距离、方向),因此又称为磁各向异性效应。

(2)化学位移表示法

同种磁核因化学环境不同而产生的共振频率差值 $\Delta\nu(\mathrm{Hz})$ 与它们的共振频率(MHz)相比是非常小的,因此,用共振频率的绝对值来描绘或比较各种磁核就很不方便,目前,一般采用下面两种表示方法,如图 4.23 所示。

①$\Delta\nu(\mathrm{Hz})$ 在样品溶液中,加入一个标准物质,以它的共振频率为标准,即以它的共振信号为原点,即零点。相对于标准物质,样品分子中某核共振频率的偏移称为化学位移,表示为

$$\Delta\nu = \nu_S - \nu_R = \frac{\gamma(\sigma_S - \sigma_R)B_0}{2\pi} \tag{4.82}$$

由上式表明,用 Hz 表示的化学位移 $\Delta\nu$ 与仪器的磁场强度 B_0 成正比关系,因此,同一磁核在不同磁场强度的核磁共振波谱仪上,所测得的 $\Delta\nu$ 值不同,这就给各磁核间共振信号的比较带来很多麻烦。为了克服上述缺点,目前,文献资料中的化学位移,普遍采用无量纲的 δ 值。

②$\delta(10^{-6})$。1970 年国际理论与应用化学协会(IUPAC)建议化学位移一律采用 δ 值,并且规定左正右负,这一建议得到公认。δ 值定义为

$$\delta = \frac{\nu_S - \nu_R}{\nu_R} \times 10^6 \tag{4.83}$$

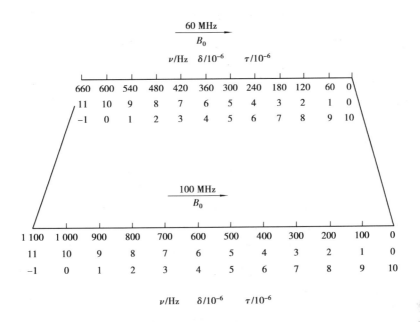

图 4.23　60 MHz 及 100 MHz 下的 NMR 标度

$$\delta = \frac{B_S - B_R}{B_R} \times 10^6 \tag{4.84}$$

式中，ν 是固定磁场时的共振频率，B 是固定频率时引起核共振所需的磁场强度，上两式对化学位移 δ 的定义是等同的。δ 值的单位是 10^{-6}（百万分之一），用 δ 值表示的化学位移与静磁场强度无关，因此，样品中的某一磁核，在不同磁场强度的核磁共振仪上所得的 δ 值都相同。

例 4.4　用 60 MHz 的仪器测定样品，比标准物质低 60 Hz 的信号即化学位移为 60 Hz，用 δ 值表示化学位移为

$$\delta = \frac{60 \text{ Hz}}{60 \text{ MHz}} \times 10^6 = 1$$

这个信号在 100 MHz 仪器上测得的波谱上，虽然化学位移变为 100 Hz，但 δ 值仍为 1×10^{-6}，即

$$\delta = \frac{100 \text{ Hz}}{100 \text{ MHz}} \times 10^6 = 1$$

这样对用各种仪器测定的化学位移进行比较时就很方便。一般以标准峰为原点（δ 等于零），在标准之左 δ 值为正，在标准之右为负值，扫场时由左到右磁场强度增加。

此外，在较早的书籍和文献中，还能看到用 τ 值表示化学位移的方法，如图 4.23 所示，τ 和 δ 的关系为

$$\tau = 10.0 - \delta \tag{4.85}$$

（3）标准物质的选择

一般最好采用四甲基硅烷 TMS 作为标准物质，它是一种较为理想的标准物。这是因为它具有以下优点：

① 信号为一单峰，且强度强，加入少量的 TMS 就有 NMR 信号。

②TMS 上的甲基氢核的核外电子及甲基碳核的核外电子的屏蔽作用都很强，无论氢谱或

碳谱,一般化合物的峰大都出现在 TMS 峰的左边,氢谱和碳谱中规定 $\delta_{TMS} = 0$,因此,一般化合物的各个基团的 δ 值均为正值。

③TMS 为惰性非极性化合物,与样品或溶剂之间不会发生化学反应或缔合现象。

④TMS 易溶于有机溶剂,沸点低,因此,易于回收样品,不会污染样品。

标准物一般与样品一起加入测定溶液,称为"内标法"。内标法的优点是标准物和样品有完全相同的介质环境,由于溶剂等引起的误差相互抵消,因此,测定的准确性和重复性较好。当标准物不溶于样品溶液时,要把标准物放在毛细管中,再把毛细管放在样品溶液里进行测定,这就是所谓的"外标法"。此法可以防止标准物与溶质或溶剂之间的化学作用,但标准物和样品两者有不同的介质环境,因此,化学位移值与内标不同,目前很少采用此法。

在某些场合下,还需要用 TMS 以外的物质作标准物质。例如,高温实验常用六甲基二硅醚 HMDS 为内标($\delta = 0.07$)。TMS 不溶于重水,因此,用重水作溶剂时,可用二氧六环($\delta = 3.64$)、叔丁醇($\delta = 1.28$),4,4-二甲基-4-硅代戊磺酸钠 DDS($\delta = 0.02$,当浓度为 1% 时只出现甲基尖峰,亚甲基峰埋在基线噪声中)等作内标。

4.5 核磁共振成像的物理基础

4.5.1 Bloch 方程

由于磁矩 $\boldsymbol{M}_0$ 仅是单个核子磁偶矩的总和,$\boldsymbol{M}_0 = \sum_n \boldsymbol{\mu}_n$。因此,磁矩同样遵守单个自旋的磁偶矩的运动方程,在较早的时候已经发现它为

$$\frac{d\mu}{dt} = -\gamma \boldsymbol{B}_0 \times \mu \tag{4.86}$$

与单个磁偶矩相同,在垂直磁矩和磁场方向将产生一个转矩。在平衡态,磁矩和磁场方向相同,不产生外力,系统保持在平衡态。在进行磁共振实验时,$\boldsymbol{M}_0$ 被迫偏离沿 z 轴的平衡态。此时,它将按左手定则产生绕现存磁场的进动。用 $\boldsymbol{M}(t)$ 表示这个随时间变化的磁场。通过对比单个磁偶矩的方程可以写出磁矩的运动方程为

$$\frac{d\boldsymbol{M}}{dt} = -\gamma \boldsymbol{B}_0 \times \boldsymbol{M} = \gamma \boldsymbol{M} \times \boldsymbol{B}_0 \tag{4.87}$$

这个方程是静态磁场中磁矩的 Bloch 方程。与单个自旋的方程求解一样,可以通过将上式分解为 3 个标量方程来求解磁矩的 Bloch 方程为

$$M_z(t) = M_z^0 \tag{4.88a}$$

$$M_x(t) = M_x^0 \rightarrow M_{xy}^0 \cos \gamma B_0 t \tag{4.88b}$$

$$M_y(t) = -M_x^0 \rightarrow M_{xy}^0 \sin \gamma B_0 t \tag{4.88c}$$

这里,$M_z^0(t) = M_z, t = 0$,其他几个量类似。这些方程仅用来求解平衡磁矩。在这种情况下,$\boldsymbol{M}(t=0) = \boldsymbol{M}_0 = M_0 \hat{a}_z$,$x$ 和 y 分量为 0,并且保持不变。磁矩没有时间变化,解答也清楚表明:如果磁矩偏转到 x-y 平面,随之产生的矢量将保持在 x-y 平面,以 Larmor 频率 $\omega = \gamma B_0$ 绕静态磁场进动。按左手定则进动的磁矩将产生一个随时间变化的磁通密度,其可以被一个感应线

圈或者射频线圈探测。这就是用来产生磁共振图像的信号,在后面部分将对它进行详细的讨论。

但是磁矩是如何从沿 z 轴的平衡位置偏转的。根据上面的讨论,可以通过具有适当能量的光子来实现。控制随机光子的强度和持续时间可以引起两个状态间的跃迁。这是通过施加另一个随时间变化的被称为 $\boldsymbol{B}_1$ 的磁场来实现的。虽然 $\boldsymbol{B}_1$ 是随时间变化的,但还是可以通过 Bloch 方程来描述它的作用。原来的磁场将被另一个附加的磁场影响,不再是静态磁场 B_0。下面的磁场运动方程可以用来反映这种情况:

$$\frac{\mathrm{d}\boldsymbol{M}}{\mathrm{d}t} = \gamma \boldsymbol{M} \times (\boldsymbol{B}_0 + \boldsymbol{B}_1) = \gamma \boldsymbol{M} \times \boldsymbol{B} \tag{4.89}$$

这里,$\boldsymbol{B}$ 是现在的总磁场,在此,应该理解为是动态的。

4.5.2　旋转模型

除了前面讨论的静态磁场和随时间变化的磁场的影响外,其他因素如血流、弛豫时间的影响、磁场不均匀以及许多其他的干扰也应该包含在一个完整的磁共振实验模型中。如果将理想的、静态磁场而产生的进动分离开,则对那些其他因素的影响的分析会更加简单。通过引进一个新的被称为"旋转模型"的参考模型可以实现这一目的。固定 x,y 和 z 轴表示的标准的、固定的 Cartesian 模型被称为"实验室模型"。旋转模型关于 z 轴旋转,与进动磁偶矩或自旋在同一方向,并且其典型的旋转频率 ω_{rf} 等于 Larmor 频率。在一个理想的、均匀的静态磁场,没有其他附加的外加磁场的情况下,进动自旋在旋转模型中看起来好像没有运动。任何施加在磁场上的干扰引起的运动可以同 Larmor 进动分开来单独分析(Larmor 进动已经被有效的分离开了)。此外,在旋转模型中,Larmor 频率的射频磁场很容易分析。在本节的以下部分,将主要对旋转模型做定量论述。旋转模型用基本轴 x',y',z' 和单位向量 $\hat{a}_x,\hat{a}_y,\hat{a}_z$ 来定义。

用旋转模型来讨论大部分磁共振成像是很方便的,可以用下面的转换矩阵 $[J]$ 来实现从一个模型到另一个模型的转换:

$$J = \begin{bmatrix} \cos \omega t & -\sin \omega t & 0 \\ \sin \omega t & \cos \omega t & 0 \\ 0 & 0 & 1 \end{bmatrix} \tag{4.90}$$

通过或者它的逆矩阵 $[J]^{-1}$,一个模型中的任何向量可以被转换到另一个模型。通过 $\boldsymbol{A}' = [J]\boldsymbol{A}$ 或 $\boldsymbol{A} = [J]^{-1}\boldsymbol{A}'$,例 4.5 演示了一个来自实验室模型的射频磁场到旋转模型射频磁场的转变。

例 4.5　在旋转模型中表达 $\boldsymbol{B}_1(t) = -\hat{a}_y B_1 \cos \omega t$。

解　用上述的变换矩阵:

$$\boldsymbol{B}_1' = [J]\boldsymbol{B}_1 \quad \text{或} \quad \begin{bmatrix} B_{x'} \\ B_{y'} \\ B_{z'} \end{bmatrix} = \begin{bmatrix} \cos \omega t & -\sin \omega t & 0 \\ \sin \omega t & \cos \omega t & 0 \\ 0 & 0 & 1 \end{bmatrix} \begin{bmatrix} B_x \\ B_y \\ B_z \end{bmatrix}$$

对于本题

$$\begin{bmatrix} B_{x'} \\ B_{y'} \\ B_{z'} \end{bmatrix} = \begin{bmatrix} \cos \omega t & -\sin \omega t & 0 \\ \sin \omega t & \cos \omega t & 0 \\ 0 & 0 & 1 \end{bmatrix} \begin{bmatrix} 0 \\ -B_1 \cos \omega t \\ 0 \end{bmatrix} = \begin{bmatrix} B_1 \sin \omega t \cos \omega t \\ -B_1 \cos^2 \omega t \\ 0 \end{bmatrix}$$

利用 $\cos^2 \omega t = \dfrac{1}{2}(1 + \cos 2\omega t)$ 和 $\sin \omega t \cos \omega t = \dfrac{1}{2} \sin (2\omega t)$，得

$$\boldsymbol{B}_1'(t) = \hat{a}_{x'} \frac{B_1}{2} \sin 2\omega t - \hat{a}_{y'} \frac{B_1}{2} - \hat{a}_{y'} \frac{B_1}{2} \cos 2\omega t$$

第一和第三部分是以 2 倍 Larmor 频率旋转的成分，对自旋的影响很小，在大多数情况下可以被忽略。这使外加磁场 $\boldsymbol{B}_1$ 在旋转模型中，简化模式为

$$\boldsymbol{B}_1'(t) \cong \hat{a}_{y'} \frac{B_1}{2}$$

用一个简单的坐标变换，稍加修改式 (4.89) 的 Bloch 方程，得

$$\frac{\mathrm{d}\boldsymbol{M}}{\mathrm{d}t} = \gamma \boldsymbol{M} \times \boldsymbol{B}_{\mathrm{eff}} \tag{4.91}$$

式中，$\boldsymbol{B}_{\mathrm{eff}}$ 是旋转模型的有效磁场，$\boldsymbol{B}_{\mathrm{eff}} = \boldsymbol{B}_0 + \omega_{\mathrm{rf}}/\gamma$。如果旋转模型的旋转频率等于 Larmor 频率，$\omega_{\mathrm{rf}} = \omega_0 = -\gamma B_0$，那么，有效磁为 0，并且在旋转模型中 $\dfrac{\mathrm{d}\boldsymbol{M}}{\mathrm{d}t} = 0$。在没有其他磁场干扰的情况下旋转模型的静进动为 0。式 (4.91) 是一个通用式子，$\boldsymbol{B}_{\mathrm{eff}}$ 包含各种影响，例如，用于成像的磁场梯度，用于波谱仪的核环境引起的磁场变化。它是描述磁共振成像的关键公式。

4.5.3　射频脉冲

现在考虑用 $\boldsymbol{B}_1(\boldsymbol{r}, t)$ 表示的外加射频磁场的影响。简便起见，时间和空间变化不予考虑。$\boldsymbol{B}_1$ 由一个类似于天线的射频线圈（也称谐振器）产生，虽然它不是被设计用于发射能量的。由谐振器产生的磁通附加在静态磁场上面。由 Bloch 方程，$\boldsymbol{M}_0$ 将围绕这个总磁场旋转。如在旋转模型中所表达的一样，有效磁场变为

$$\boldsymbol{B}_{\mathrm{eff}} = \boldsymbol{B}_0 + \frac{\omega_{\mathrm{rt}}}{\gamma} + \boldsymbol{B}_1' \tag{4.92}$$

如上述，如果这个模型的旋转频率等于 Larmor 频率，即 $\omega_{\mathrm{rf}} = \omega_0$。那么，$\boldsymbol{B}_{\mathrm{eff}} = \boldsymbol{B}_1'$，Bloch 方程变为

$$\frac{\mathrm{d}\boldsymbol{M}}{\mathrm{d}t} = \gamma \boldsymbol{M} \times \boldsymbol{B}_1' \tag{4.93}$$

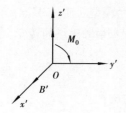

图 4.24　净磁矩关于 x 方向的射频场 $\boldsymbol{B}_1'$ 进动

注意，该表达式是在旋转模型中的表达式。明显的，磁矩将关于射频场 $\boldsymbol{B}_1'$ 产生进动。旋转还是满足左手定则，如图 4.24 所示。

（1）矩形射频脉冲（Hard 射频脉冲）

最简单的射频脉冲是持续时间为 τ_P 的常数振幅脉冲，在实验室模型的表达式为 $\boldsymbol{B}_1(t) = -\hat{a}_y B_1 \cos \omega t$ 这代表了一个沿 y 轴方向振幅为 $B_1 \mathrm{T}/m$ 的线形极化场。如例 4.5 所示。在旋转模型中这个射频脉冲变为

$$\boldsymbol{B}_1'(t) = \begin{cases} -\hat{a}_y' \dfrac{B_1}{2} & 0 \leqslant t \leqslant \tau_p \\ 0 & \text{其他} \end{cases} \tag{4.94}$$

如果在平衡态应用于净磁矩，$M_{x'}(0) = 0$，$M_{y'}(0) = 0$，$M_{z'}(0) = M_0$，则 $\boldsymbol{M}(t)$ 的解为

$$M_{x'}(t) = M_0 \sin \Omega t$$

$$M_{y'}(t) = 0$$

$$M_{z'}(t) = M_0 \cos \Omega t \tag{4.95}$$

磁矩的旋转频率为

$$\Omega = \gamma B_1' \tag{4.96}$$

对于一个线形极化射频脉冲，$B_1' = \dfrac{B_1}{2}$，则

$$\Omega = \gamma \frac{B_1}{2} \tag{4.97}$$

式中，B_1 是线形极化射频脉冲的强度。长度为 τ_p 的脉冲将使 $\boldsymbol{M}$ 旋转一个角度 α，称为顶锥角，即

$$\alpha = \int_0^{\tau_p} \Omega \mathrm{d}t = \int_0^{\tau_p} \gamma B_1' \mathrm{d}t$$

由于外加磁场是恒定的，故

$$\alpha = \gamma B_1' \tau_p \tag{4.98}$$

(2) π 和 $\pi/2$ 脉冲

π 和 $\pi/2$ 是两个最重要的射频脉冲，其顶锥角 α 分别是 90° 和 180°，下面分别予以讨论：

①$\pi/2$ 脉冲使静磁矩从初始的平衡态（沿 $+z$ 轴）转到横向或者 x-y 平面。如图 4.25(a) 所示，由于磁矩是关于 z 轴产生进动，它随时间变化，并在接受线圈中产生电压。

②π 脉冲完全使磁矩逆向。如果它初始时沿 z 轴方向，最后它将沿 $-z$ 轴方向。同样的，如果在一个 $\pi/2$ 脉冲后磁矩初始在 $+x'$ 轴，则在一个 π 脉冲后它将在 $-x'$ 轴。如图 4.25(b) 所示。在磁共振成像中这两个脉冲都有非常重要的作用。此外顶锥角小于 90° 的脉冲经常被用于快速成像序列。射频脉冲为处理射频自旋提供了基本的方法。而磁场梯度则可作为另一种主要方法。

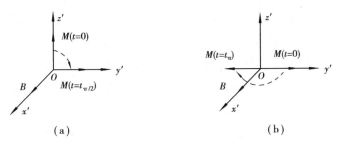

图 4.25　磁化强度矢量的脉冲作用

(a) 90°($\pi/2$) 脉冲的作用　(b) 180°(π) 脉冲的作用

例 4.6　对于一个产生 10 μT/A 线性极化射频线圈，通以连续的 10 A 电流。计算在蒸馏水中产生一个 $\pi/2$ 脉冲所需的脉冲宽度。

解　由式 4.98，$\alpha = \gamma B_1' \tau_p$ 得顶锥角解为

$$\tau_p = \frac{\alpha}{\gamma B_1'}$$

对于 $^1 H$，$\gamma = 42.57$ MHz/T，如以前描述的，$\boldsymbol{B}_1' \approx \hat{\partial}_{x'} B_1/2$，或

$$\boldsymbol{B}_1' = \frac{(10 \ \mu T/A) \times (10 \ A)}{2} = 50 \ \mu T$$

119

$$\tau_{\pi/2} = \frac{\pi/2}{2\pi \cdot 42.57 \times 10^6 \frac{1}{\mathrm{Ts}} \times 50 \times 10^{-6} \mathrm{T}} = 117 \ \mu\mathrm{s}$$

注意,相对于关于 $\boldsymbol{B}_0$ 的自旋的特定频率,这是一个很长的时间。在 1 T 的磁场,^{1}H 关于静态磁场的进动为 $1/f_0$ s 或者大约为 23.5 ns。在 117 ns 内,在旋转模型中自旋绕 x 轴旋转 90°,大约是在实验室模型中关于 z 轴的 5 000 倍。

4.5.4 弛豫过程

给定一个 $\pi/2$ 脉冲,磁矩转向 x-y 平面,如果静磁场为 0,它将保持不变。在实验室模型中磁矩关于 z 轴进动,产生一个随时间变化的能被射频感应线圈探测的磁场。明显的,这不能继续的不确定,作为替代磁矩经历一系列的弛豫过程返回平衡态。对于许多物质,弛豫过程可以被两个一级进动近似,分别称为纵向或 T_1 弛豫和横向或 T_2 弛豫。

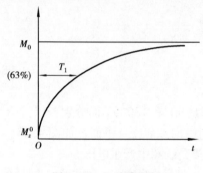

图 4.26 T_1 弛豫时间

(1) T_1 弛豫

T_1 弛豫指磁矩的纵向成分 M_z 返回它的平衡态,如图 4.26 所示,T_1 弛豫时间常数为 T_1 的指数过程近似为

$$M_z(t) = M_0\left[1 - \left(1 - \frac{M_z^0}{M_0}\right)\mathrm{e}^{-t/T_1}\right] \quad (4.99)$$

式中,M_z^0 是在射频脉冲后的磁矩的 z 分量,或者定义在 $t = 0$ 的值。时间常数 T_1 是纵向或自旋点阵时间常数,它描述了自旋返回平衡态。

(2) T_2 弛豫

另一个弛豫是著名的横向或 T_2 弛豫,同样用一个时间常数为 T_2 的指数过程描述。T_2 弛豫是由于形成静磁矩 $\boldsymbol{M}$ 的自旋的相位相干性的损失引起的。前述 $\boldsymbol{M}$ 是由许多单个自旋的总和构成的,即 $\boldsymbol{M} = \sum_n \boldsymbol{\mu}_n$。它们每一个在任意相位有一个分量,仅在平衡态产生一个纯 z 分量。在理想情况下,当 $\boldsymbol{M}$ 离开 z 轴时单个关于 $\boldsymbol{B}_0$ 的自旋以 Larmor 频率进动,如以前显示的一样产生磁矩的渐进,由于 T_1 磁矩的影响。但是由于旋子核环境的复杂性和相邻原子的相互影响,自旋经历了一个磁场强度分布。每一个自旋将以一定的频率对应于它所经历的磁场产生进动一些以 Larmor 频率进动,其他的可能更快一些或慢一些。总的结果是横向平面内的自旋去相位,如图 4.27 所示。

一旦自旋相位达到随机分布状态,将没有横向磁矩。这发生得很快,甚至在明显的 T_1 弛豫发生之前就已经发生。这种进动在许多情况下能再次用一阶进动描述,如图 4.28 所示,其表达式为

$$M_{xy}(t) = M_{xy}^0\mathrm{e}^{-t/T_2} \quad (4.100)$$

(3) T_2^* 和 T_2^{**} 弛豫

T_2 是由于自旋相互作用形成的样本的基本参数,还有许多其他的移相因素它们能明显地影响横向磁矩的时间常数。例如,由于空气泡、组织界面和静态磁场的不完善性引起的磁场不均匀都能引起进动频率的空间变化。因此,不均匀性导致了更快的移相,明显降低弛豫时间常

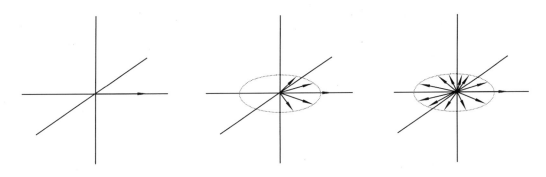

图 4.27　90°脉冲作用后横向磁矩的去相位效应

数。包括由于磁场不均匀造成的移相等因素的有效弛豫常数被定义为 T_2^*,其表达式为

$$\frac{1}{T_2^*} = \frac{1}{T_2} + \frac{\gamma \Delta B_0}{2} \qquad (4.101)$$

式中,ΔB_0 表示在激励自旋期间色磁场变化范围。此外,利用磁场梯度景像磁共振信号的空间编码会造成明显的磁场不均匀,这进一步减小了有效横向弛豫常数。包括磁场梯度造成的移相的有效时间常数定义为 T_2^{**}:

$$\frac{1}{T_2^{**}} = \frac{1}{T_2} + \frac{\gamma \Delta B_0}{2} + \gamma Gr \qquad (4.102)$$

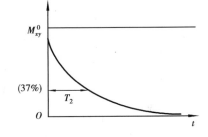

图 4.28　T_2 弛豫时间

式中,G 是梯度强度(T/m),r 是物体半径(m)(注意:$T_2^{**} \leqslant T_2^* \leqslant T_2 \leqslant T_1$)。

(4) 包含弛豫的 Bloch 方程

以前的弛豫过程满足修改了的 Bloch 方程为

$$\frac{\mathrm{d}\boldsymbol{M}}{\mathrm{d}t} = \gamma \boldsymbol{M} \times \boldsymbol{B} - \frac{M_x \hat{a}_x + M_y \hat{a}_y}{T_2} - \frac{(M_z - M_z^0)\hat{a}_z}{T_1} \qquad (4.103)$$

如果假设横向磁矩初始沿着 x' 轴,调整后的 Bloch 方程的解为

$$M_z(t) = M_0 \left[1 - \left(1 - \frac{M_z^0}{M_0} \right) \mathrm{e}^{-t/T_1} \right]$$

$$M_x(t) = M_{xy}^0 \cos \omega_0 t \mathrm{e}^{-t/T_2} \qquad (4.104)$$

$$M_y(t) = -M_{xy}^0 \sin \omega_0 t \mathrm{e}^{-t/T_2}$$

虽然纵向(z 方向)的磁矩按时间常数 T_1 衰减,但是横向磁矩由于关于静态磁场的进动而变化得更快。因此,是横向磁矩在探测线圈中诱发信号。故用符号 $\boldsymbol{M}_{xy}$ 代表横向磁矩为

$$\boldsymbol{M}_{xy}(t) = M_{xy}^0 (\hat{a}_x \cos \omega_0 t - \hat{a}_y \sin \omega_0 t) \mathrm{e}^{-t/T_2} \qquad (4.105)$$

或

$$\boldsymbol{M}_{xy}(t) = M_{xy}^0 \mathrm{e}^{-t/T_2} \mathrm{Re}\{ (\hat{a}_x + \mathrm{j}\hat{a}_y) \mathrm{e}^{+\mathrm{j}\omega_0 t} \} \qquad (4.106)$$

对磁矩定义一个极化单位向量是很有用的,$\boldsymbol{P}_M = (\hat{a}_x + \mathrm{j}\hat{a}_y)/\sqrt{2}$。它可以将用复杂形式表示的横向磁矩表达更简便为

$$\boldsymbol{M}_{xy}(t) = \sqrt{2} M_{xy}^0 \mathrm{e}^{-t/T_2} \hat{p}_M \mathrm{e}^{+\mathrm{j}\omega_0 t} \qquad (4.107)$$

式(4.107)的实部用来恢复横向磁矩的标准形式。

4.5.5 信号探测:自由感应衰减

当将 M_0 偏离 z 轴时,将会产生横向磁矩,这个随时间变化的横向磁矩 $M_{xy}(r,t)$ 会产生随时间变化的磁通 $B_M(r,t)$ 和电场 $E_M(r,t)$,从基本电磁学定律(Faraday)知道,变化的磁通会诱发电磁力。如果通量穿过探测线圈,线圈的末段产生电压为

$$\nu(t) = \int_l \boldsymbol{E} \cdot \mathrm{d}l = -\frac{\mathrm{d}}{\mathrm{d}t} \int_s \boldsymbol{B} \cdot \mathrm{d}s \tag{4.108}$$

这个电压经过放大和检波用来提供磁共振信号。计算这个电压值是很困难的,但是可以通过它存在的互换性至少从概念上将它简化,互换性允许将方程(4.108)改写为

$$\nu(t) = \frac{1}{I_1} \int_\nu \boldsymbol{B}_1 \cdot \frac{\mathrm{d}\boldsymbol{M}_{xy}}{\mathrm{d}t} \mathrm{d}\nu \tag{4.109}$$

式中,$\boldsymbol{B}_1$ 是由探测线圈(如果被用做一个发射器)产生的通量密度。I_1 是用来产生 $\boldsymbol{B}_1$ 的电流。假设样本足够小以致它和探测线圈的通量在整个所在地方是常量,则式(4.109)变为

$$\nu(t) = \frac{\boldsymbol{B}_1}{I_1} \cdot \frac{\mathrm{d}\boldsymbol{M}_{xy}}{\mathrm{d}t} \Delta V \tag{4.110}$$

式中,ΔV 是包含磁矩的体积元的大小。最后,这个导出方程并忽略同 $1/T_2$ 成比例的项。在一个射频脉冲后,线圈中诱发的电压表达式为

$$\nu(t) = \mathrm{j}\sqrt{2}\omega_0 \Delta V M_{xy}^0 B_{1t} \mathrm{e}^{-t/T_2} \mathrm{e}^{+\mathrm{j}\omega_0 t} \tag{4.111}$$

式中,B_{1t} 是有效线圈灵敏度,即

$$B_{1t} = \frac{\boldsymbol{B}_1}{I_1} \cdot \hat{p}_M \tag{4.112}$$

$\nu(t)$ 是由初始激励脉冲产生的自由感应衰减(FID)。

例 4.7 用一个在 x 方向线形极化的射频线圈(每安培电流产生 $20~\mu\mathrm{T}$ 的磁通密度)探测在 $2.0~\mathrm{T}$ 的磁场中,在 $1~\mathrm{mm}^3$ 蒸馏水中可以探测的最大电压。

解 由式(4.111),在一个射频脉冲后诱发的电压为

$$\nu(t) = \left| \sqrt{2}\omega_0 \Delta V M_{xy}^0 B_{1t} \right|$$

在 $B_0 = 2.0~\mathrm{T}$,即

$$\omega_0 = 2\pi\gamma B_0 = 2\pi \cdot (42.57 \times 10^6) \times 2.0~\mathrm{T/s} = 5.35 \times 10^8~\mathrm{T/s}$$

在 $0.22~\mathrm{T}$ 的磁场中,水的磁矩是 $7.09 \times 10^{-13}~\mathrm{J/(T \cdot mm^3)}$,故

$$M_0 = 7.09 \times 10^{-13} \left(\frac{2.0}{0.22} \right) \mathrm{J/(T \cdot mm^3)} = 6.45 \times 10^{-12}~\mathrm{J/(T \cdot mm^3)}$$

在一个 $90°$ 脉冲后会立即出现最大横向磁矩,此时 $M_{xy}^0 = M_0$,从式(4.112)可以求出 B_{1t} 为

$$B_{1t} = \frac{\boldsymbol{B}_1}{I_1} \cdot \hat{p}_M = \frac{20~\mu\mathrm{T}}{1~\mathrm{A}} \cdot \hat{a}_x \cdot \left(\frac{\hat{a}_x + \mathrm{j}\hat{a}_y}{\sqrt{2}} \right) = \frac{20}{\sqrt{2}} \cdot \frac{\mu\mathrm{T}}{\mathrm{A}}$$

合并以上各项,得电压为

$$|\nu(t)| = \left| \sqrt{2} \times 5.35 \times 10^8 \cdot \frac{1}{\mathrm{s}} \cdot 1~\mathrm{cm}^3 \cdot \left(\frac{10^3~\mathrm{mm}^3}{1~\mathrm{cm}^3} \right) \cdot 6.45 \times 10^{-12}~\mathrm{J/(T \cdot mm^3)} \cdot \frac{20 \times 10^{-5}}{\sqrt{2}} \cdot \frac{\mathrm{T}}{\mathrm{A}} \right|$$

$$= 69~\mu\mathrm{V}$$

虽然这是一个很小的电压,但它很容易被检测出。共振线圈大大地增加了这个电压值,低噪声的前置放大器也可以放大该电压。但是应当注意,这个信号衰减得很迅速。在一个时间常数周期 T_2^* 振幅将衰减 67%,相当于毫秒数量级。从接受线圈的电阻很容易的计算出信噪比。

电压 $v(t)$ 是一个射频信号,为了数字化这个信号,实际将它检波到低频(典型的为音频)。实现它是用一个求积分解调器。对于一个求积分解调器,输入信号是和另一个频率为 $\omega_{\min}$ 的参考信号混合的信号。叠加导致原来频率变为两个信号的总和及不同频率。用这种方法,能将被线圈探测的射频信号变为一个以某一频率容易被数字化的信号 $S(t)$ 为

$$S(t) = \frac{1}{\sqrt{2}} \mathrm{j}\omega_0 \cdot \Delta V \cdot M_{xy}^0 \cdot \mathrm{e}^{-t/T_2} \cdot B_{1t} \cdot \mathrm{e}^{+\mathrm{j}(\omega_0 - \omega_{\min})t} \tag{4.113}$$

这是建立成像方程的出发点。

4.5.6　自旋回波的基本概念

迄今为止,所讨论的信号是自由感应衰减信号,它是一个随时间衰减的诱发磁矩。由于梯度的引入,自由感应衰减信号衰减得很快,限制了信息编码(成像)的能力。在 1950 年,由 Erwin L. Hahn 引进的自旋回波是一个很有用的概念。自旋回波是一个由 T_2^* 衰减(由于磁场的不均匀造成的)的移相的反转产生的。Hahn 证明了在一个初始的 $\pi/2$ 脉冲后来一个 π 射频脉冲将使磁矩重新聚集形成自旋回波。一个典型的比喻是两个沿着一条直线赛跑的人,一个速度快,一个慢,如果两个赛跑者突然转向(假设他们不会疲劳),那么,他们将同时返回起点。下面将讨论自旋回波的两个变量 Hahn 回波和 Carr-Lurcell,Meiboom-Gill 回波。

在样本中,磁场由于各种原因随位置变化。重点研究由于样本本身和参数的干扰导致了 T_2 衰减。由于磁场的不完善和样本类型之间磁化系数的不同造成的磁场不均匀引起 T_2^* 衰减。在下一节中将讨论的应用磁场梯度进行信息编码而引起的 T_2^{**} 衰减。简单起见,考虑两种自旋一种在比 B_0 大的磁场中,另一种在比 B_0 小的磁场中。更进一步的假设旋转模型的进动频率是 $\omega_{\mathrm{rf}} = \omega_0$。因此,一种自旋进动比 ω_0 快,另一种比 ω_0 慢。

(1) Hahn 自旋回波

Hahn 自旋回波序列由 90°($\pi/2$)脉冲、延迟、一个沿 90°脉冲同一方向的 180°脉冲组成。如果射频脉冲沿着 x' 轴,这个脉冲序列可以表示为: $\pi/2_{x'} \to \tau \to \pi_{x'}$。图 4.29 表示了这两种自旋在脉冲序列不同点的运动。自旋初始在沿 z 轴的平衡态。在图 4.29(a)中沿 x' 轴的 90°射频脉冲使自旋按左手定则转向 y' 轴,在这个射频脉冲之后,两个自旋产生关于静态磁场的进动。如前描述的自旋 1,在一个比 B_0 稍小的磁场进动的旋转模型(假定等于 Larmor 频率)。因此,在旋转模型中自旋 1 看起来以逆时针方向(从 $+z$ 轴方向)慢慢进动。同样的自旋 2 在一个比 B_0 大的磁场中顺时针偏离旋转模型中的 $+y'$ 轴。经过一个时间延迟,接着来一个沿 $+x'$ 轴的 180°脉冲,两个自旋按左手定则关于磁场再旋转 180°。如图 4.29(c)所示。在 180°脉冲之后,由于自旋仍经历同一磁场,它们继续如以前一样在同一方向进动。但是,由于 180°脉冲,每一个自旋偏离 $+y'$ 轴的角度成为它旋转到 $-y'$ 轴的角度。因此,在一个等于回波时间 T_E 的期间沿 $-y'$ 轴形成。

虽然在这里仅考虑了两个自旋,但是应当明白由于磁场的不均匀性自旋将移相。如果在分析中包括很多自旋,由于自旋移相接受线圈内诱发的信号将很快消失。由于自旋回波要补偿有不完善的磁场和各个部分不同的磁化系数所造成的磁场的不均匀的影响,它不能对由于

T_2 弛豫所造成的信号衰减复相,因此当形成一个回波时,振幅仅达到最大值 $M_{xy}^0 e^{-t/T_2}$。又回波是 T_2 加权脉冲序列,意味着它含有关于样本的 T_2 弛豫时间的信息。回波按 T_2 时间常数重新形成和衰减,如果存在梯度则按 T_2^{**} 时间常数重新形成和衰减。这个过程可以被重复,形成多个回波。每一个回波的振幅由 T_2 衰减曲线控制。注意,由于回波在 $-y'$ 轴形成,它的极性和自由感应衰减相反。第 2 个回波将在 $+y'$ 轴复相,和自由感应衰减有相同的极性。后续回波的极性交替出现。

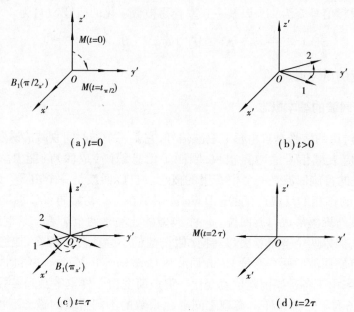

图 4.29　Hahn 自旋回波序列作用下两独立自旋的行为

(2)其他自旋回波

其他常用的自旋回波有 Carr-Lurcell,Meiboom-Gill(CLMG)回波。除了在旋转模型中第 2 个脉冲是沿 y' 轴方向外,CLMG 脉冲序列可以表达为:$\pi/2_{x'} \rightarrow \tau \rightarrow \pi_{y'}$。不像 Hahn 回波,在这种情况下 CLMG 回波沿初始轴 y' 复相。和 Hahn 回波一样,重复的复相 180° 脉冲可以用来形成按 e^{-t/T_2} 衰减的回波序列。典型的,为了减少射频脉冲的不完善性的影响,这些脉冲的相位是变化的,称为相位轮回。

4.6　核磁共振成像的基本原理

4.6.1　引言

(1)X-CT 的不足和 MRI 的优点

X-CT 的不足:

①空间分辨率低;

②电离辐射伤害大;

③只能提供单一参数的静态解剖图像;

④只能给出水平剖面图像。

而 MRI 的优点:

①可随意选择层面获取任意剖面图;

②MRI 可提供三个特征参数,质子密度,T_1,T_2 可探测体内化学性质;

③MRI 对人体无伤害;

④不引入造影剂就可清晰显示脑白质、脑灰质,可观测血管阻塞、血栓或动脉硬化病人及血流分布情况。

(2)MRI 的发展

自 1946 年 Bloch 和 Purcell 发现 NMR 现象后,NMR 从物理研究到化学应用、生物应用,再到临床应用,是基础科学推进社会进步最有力的说明。

MRI 的发展经历了 3 个时期:

①萌芽期。1946—1972 年 NMR 主要用做分析工具,后来逐步推广到生物及医学领域。

②成熟期。1973—1978 年物理学家与医学家合作,对活体组织进行了局部成像的实验研究,使 NMR 医学成像得以实现。

③发展期。1978 年后 MRI 研究实现 5 个方面的转变:

a. 从人体成像实验系统向工艺装置研究的转度;

b. 从局部成像的研究发展为全身成像研究;

c. 从实验研究过渡到临床应用研究;

d. 从侧重于成像理论的研究转变为加快成像速度,提高信噪比,改善图像质量的研究;

e. 从大学、研究所的科研活动扩展到多厂商参与研究与开发的商业行为。

4.6.2　MR 信号测量及脉冲序列

来自样品中体积元的 MR 信号的强度与 ^1H 核密度,T_1,T_2 以及质子速度有关,从理论上说,用任意一个脉冲序列(部分饱和,反向恢复,自旋回波)都可实现 MRI。实际上用射频线圈接收的是 FIDS 或自旋回波,后者的优点是可同时提供 T_1,T_2 两种信息。

在所有脉冲序列作用后,M_0 必须要导向或至少部分导向 x-y 平面,以产生可检测的 MR 信号,在恢复期产生 FIDS($M_{xy} \to 0$)。

实际上在发射射频脉冲后,线圈可做接收天线,仅仅 M_{xy} 的变化可直接测量,而纵向 M_z 分量的变化,只能间接测量。

在 $90°$ 射频脉冲作用后,线圈可立即检测到 FIDS,在理想磁场中,FIDS 的包络衰减时间常数为 T_2;实际磁场不均匀,衰减更快,T_2^* 由场的不均匀性确定,由 FIDS 直接测 T_2 要受场的均匀度之限。实际上由 FIDS 衰减的包络是测不到 T_2 的。

(1)T_1 的测量——主要有两种方法

1)反向恢复法(Inversion Recovery,IR)——反向脉冲序列

通过在样品上施加 $180°$—T_1—$90°$ 脉冲序列(即反向脉冲序列),$180°$ 脉冲作用后,使 M_0 转到 $-z$ 方向,M_z 由 $-M_0 \to M_0$ 进入纵向弛豫,M_{xy} 不变,不能检测到 MRI 信号,为此在 M_z 的恢复期,加一 $90°$ 脉冲后,若此时 $M_{Tn} > 0$,则被转到 $x(y)$ 正向,这时可观察 FIDS 的最初幅值,$FID_0 \propto M_{Tn}$;经过足够 t,$M_z \to M_0$。同理可测 $t = T_{l_2}$ 时的 $M_{T_{T2}}$。与此类似可测 $M_{T_{T3}}$。

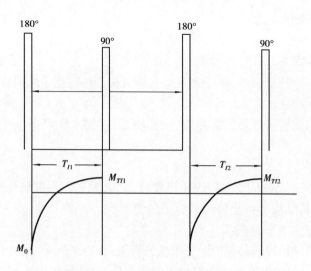

图 4.30　反向恢复法原理示意图

利用纵向弛豫的变化公式可求得 T_1 和 M_0。

$$\begin{cases} M_{T_{I1}} = M_0(1 - 2e^{-T_{I1}/T_1}) \\ M_{T_{I2}} = M_0(1 - 2e^{-T_{I2}/T_1}) \end{cases}$$

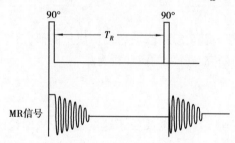

图 4.31　部分饱和序列示意图

如以 M_0 与 T_1 分别成像,称为质子密度图像与 T_1 图像($M_0 \propto$ 密度)。

若有两种组织,其 T_1 不同,则不同 T_2 两种组织 M_z 的差值不同,相应图像的对比度不同,调节 T_2 可获得合适的 T_1 对比度图像。

2)饱和恢复法(Saturation Recovery,SR)——部分饱和序列

重复发射90°脉冲产生重复的FIDS,即90°—T_R—90°。设原系统处于平衡态,$M_z = M_0$,$M_{xy} = 0$,将90°脉冲作用于样品后,$M_{xy} = M_0$,$M_z = 0$。此时高能态与低能态质子数相等,俗称"饱和"。

第 1 个 90°脉冲作用后→FIDS 其起始值决定于 M_0。

第 2 个 90°脉冲作用后→FIDS 其起始值决定于 T_R 内纵向弛豫恢复状态。

$$\text{FIDS} \Leftrightarrow M_0(1 - e^{-T_R/T_1})$$

纵向弛豫恢复如图 4.32 所示。部分恢复的 M_z 等于90°脉冲后 M_{xy} 的初始值,产生的 FIDS 的最大初始值与该值成正比。

由 n 次重复 90°脉冲得到的 FIDS 的幅值,取决于重复周期 T_R,$T_R = 4T_1$ 时基本可恢复。随 TR 减小,恢复程度降低。

当 T_R 一定时,不同组织 T_1 不同→其恢复程度不同→FIDS 幅度不同。采用具有不同 T_R 的两个90°脉冲序列,可计算出 T_1 值,两者的 T_R 和 FID 分别为 T_{R_1},T_{R_2},FID_1,FID_2。

$$FID_1 = M_0(1 - e^{-T_{R_1}/T_1}) \Rightarrow T_1 = T_{R_1}/\ln[M_0/(M_0 - FID_1)]$$

$$FID_2 = M_0(1 - e^{-T_{R_2}/T_1}) \Rightarrow T_1 = T_{R_2}/\ln[M_0/(M_0 - FID_2)]$$

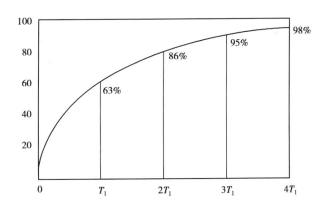

图 4.32　部分恢复示意图

采用两个部分饱和影像，求解上述方程可得 T_1 和 M_0，从而得到 T_1 的影像。

部分饱和影像与 ^{1}H 核密度，血流与 T_1 有关，与 T_2 无关。

短 $T_1 \to M_z$ 恢复好 $\to$ FIDS 强 $\to$ 对应区域亮（相对于长 T_1）。

(2) T_2 的测量

理想情况下，M_{xy} 按指数规律衰减时间常数为 T_2。实际上，由于磁场的不均匀性，M_{xy} 的衰减加快，相应时间常数为 T_2^*，$T_2^* = T_2$。

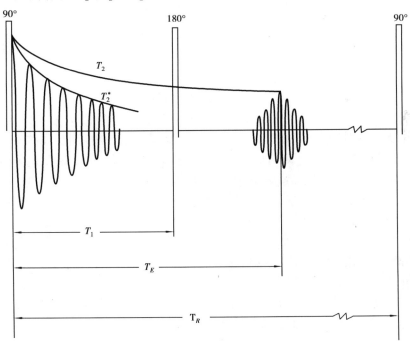

图 4.33　自旋回波序列图

例如，人脑 $T_2 = 100$ ms ~ 150 ms，但 $T_2^* = 5$ ms ~ 10 ms；$\dfrac{1}{T_2^*} = \dfrac{1}{T_2} + \dfrac{1}{T_{2m}}$。

T_{2m} 是因主磁场不均匀引入的，它与组织特性无关。因此，T_2 的测量认为首先是去除主磁场不均匀的影响。

自旋回波法所加脉冲序列为 $90°—T_2—180°—(T_R-T_2)—90°$。在 $90°$ 脉冲后,发射一个 $180°$ 脉冲,就构成自旋回波序列图。$180°$ 脉冲的作用,使得顺序发生信号强度不再取决于外磁场的不均匀性,而只取决于 T_2,即物质内部场消除了磁场不均匀的影响。

自旋回波法的原理如图 4.34 所示。

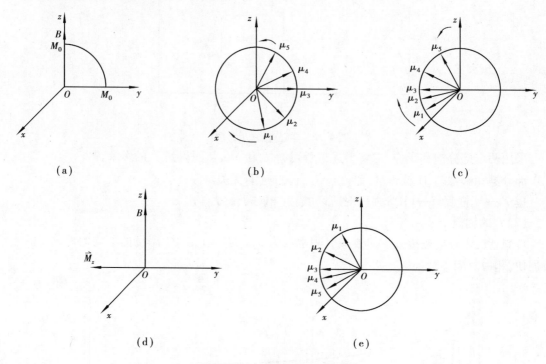

图 4.34 自旋回波法原理图

$90°$ 脉冲后,$M_{xy}=M_0$,$M_z=0$。由于外磁场不均匀,FID 以 T_2^* 很快衰减。在 $t=T_2$ 时几乎为 0,此时,由于构成 M 的各 u_i 进动快慢不一,很快地在进动圆上分散开来。如图 4.34(b) 所示,$u_1,u_2,\cdots,u_5$,由于 B 不均匀,各 u_i 对应 w_i 不同,设按序递减,且设 u_3 对应 $w_0=\gamma B$,于是 w_1,$w_2 > w_0$,w_4,$w_5 < w_0$。在旋转坐标系中 u_3 相对静止。

u_1,u_2 相对 u_3 速度为正,即按顺时针方向转动。

u_4,u_5 相对 u_3 速度为负,即按逆时针方向转动。

$180°$ 脉冲过后,$u_1,u_2,\cdots,u_5$ 如图 4.34(c) 所示,各 u_i 进动方向不变。于是 $u_1,u_2,\cdots,u_5$ 在 $-y$ 轴上渐渐聚集,接收线圈中 FIDS 渐渐增强,由于各 u_i 对应 w_i 不变,故 u_i 分散与重新聚集所花的时间 $T_E-T_1=T_1 \Rightarrow T_1=T_E/2$。

故在 $t=T_E$ 处记录信号的幅度是 T_2 的函数。此后各 u_i 继续进动,使已聚集的核磁矩重新散开,信号重新衰减,直到 $t=T_R$ 时结束这一周期。

因场不均匀,各磁矩 $w=\gamma B$ 不同造成 u_i 分散。如要使 M_{xy} 不受 B 影响,必然使各 u_i 聚集,此时有相同 w,满足此条件则说明消除了外磁场的影响。FIDS 就按 T_2 时间常数衰减。由于在 $t=T_E$ 处各 u_i 聚集,符合上述条件。因此,在 $t=T_E$ 处记录信号的幅度是 T_2 的函数。

在 $t=T_E$ 处磁场不均匀性影响被消除后,代表样本特性的 T_2 作用真正体现出来。故从 $t=0$ 时,FID 的最大幅值到 $t=T_E$ 时回波最大幅值之间的变化过程代表了样品 M 按 T_2 衰减变化。

第 1 个周期的回波幅值 $M_{T_E}=M_0 e^{-T_E/T_2}$

第 2 个周期的回波幅值　$M_{T_R+T_E}=M_{z_{T_R}}\mathrm{e}^{-T_E/T_2}$

其中　　　　　　　　　$M_{z_{T_R}}=M_0+\left[M_{z\pi}-M_0\right]\mathrm{e}^{-T_R-T_1/T_1}$

而　　　　　　　　　$M_{z\pi}=-M_{z_{T_1}}=-M_0\left[1-\mathrm{e}^{-T_1/T_1}\right]$

故　　　　　　$M_{T_R+T_E}=M_0\left\{1-2\mathrm{e}^{-\frac{T_R-T_1}{T_1}}+\mathrm{e}^{-\frac{T_R}{T_1}}\right\}\mathrm{e}^{-T_E/T_2}$

临床使用时,
$$T_E=10\sim100\ \mathrm{ms}$$
$$T_R=50\sim300\ \mathrm{ms}$$

而　　　　　　　　　　　　$T_1\ll T_R$

故　　　　　　$M_{T_R+T_E}\approx M_0\left[1-\mathrm{e}^{-T_R/T_1}\right]\mathrm{e}^{-T_E/T_2}.$　　　　　(4.114)

即回波信号的最大值 $SE_{\max}=f(T_1,T_2)$。

综上可知,在 90°脉冲后 $T_E/2$ 加 180°脉冲,将使分散的进动,在 T_E 时刻重新会聚得 SE,其峰值由 T_2 的指数衰减曲线确定。图 4.33 中第 2 峰值即 SE 像声回波一样。180°脉冲反射得 SE,再用下一个 180°脉冲又可得 $-SE$。如此循环可得一串 SE,其峰为 T_2 常数指数衰减曲线。

不同组织 T_1,T_2 不同,SE 就不同。选择 SE,可把不同组织间 T_2 之差异显示出来,而控制 T_R 可把不同组织间 T_1 差别显示出来。

由式(4.114)可知:

当 $T_R\gg T_1$ 时,$SE\approx M_0\mathrm{e}^{-T_E/T_2}$

当 $T_E\ll T_2$ 时,$SE\approx M_0\left[1-\mathrm{e}^{-T_R/T_1}\right]$

因此,T_R 和 T_E 是两个重要的参数。选择 T_R 和 T_E 可控制图像是 T_1 加权或 T_2 加权或两者兼有。

M_z 的恢复与 T_1 有关,T_R 可用来区别 T_1。T_R 固定,T_1 短的 M_z 恢复好于长 T_1 的物质,可产生较强的 SE。

通过改变 T_E,可把不同 T_2 的物质,其 SE 差别突出,短 T_2 的 SE 的强度随 T_E 增大很快地减小,且在相同 T_E 内,T_2 长的 SE 信号强,T_2 短的 SE 弱,T_E 大的更明显。

(3)ρ,T_1,T_2 的加权值与对应脉冲序列在 MRI 中的应用

FIDS,SE 都不同程度地与 ρ,T_1,T_2 相关,因此,欲用 MR 信号(FIDS,SE)去表征某一成像参数,就应增加这一信号中该参数的相关性,同时降低其他参数的相关性,这种方法得到的参数称为此参数的加权值。ρ,T_1,T_2 加权值的测量可用不同的脉冲序列,就 SE 序列测量加权值加以说明如下。

1)ρ 加权序列

欲增加 ρ 在 SE 中的相关性,需 $T_R\geqslant T_E$。因为 T_R 较长,在 FIDS 中,T_1 对比度不明显。而 T_E 较短,在 SE 信号中,T_2 对比度不明显。这样信号中突出了 ρ 与信号幅度的相关性,即获得了加权的 ρ 值。

通常 $T_R\gg1\,500\ \mathrm{ms}$,$T_E\leqslant3\ \mathrm{ms}$,这样的序列称为 ρ 加权 SE 序列。

2)T_1 加权序列

在 SE 序列中,取较小 T_R,较小 T_E,这样 T_1 对比度较大,T_2 对比度小,该方法 ρ 的相关性没减弱,信号幅值同样表示 T_1 及 ρ。实际上是双参数成像,常取 $T_R\leqslant800\ \mathrm{ms}$,$T_E\leqslant33\ \mathrm{ms}$。

3)T_2 加权序列

取长 T_R 和长 T_E，这样 T_1 对比度小，T_2 对比度大，得以突出。一般取 $T_R \geq 1\ 500\ \text{ms}$，$T_E \geq 56\ \text{ms}$ 实际上是双参数（ρ, T_2）成像。

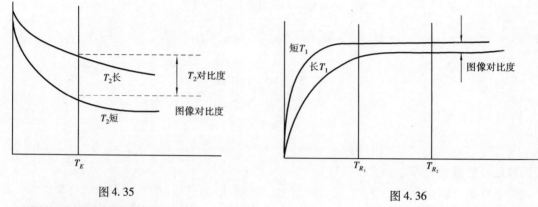

图 4.35

图 4.36

（4）MRI 成像原理综述

把某些原子核置于静磁场 $\boldsymbol{B}$ 中，会发生塞曼分裂。在与 B 垂直方向，引入某一确定射频脉冲的旋转磁场。当射频频率等于核的共振频率时，该核就吸收此能量而产生能级跃迁，将 $w = w_N$ 的射频脉冲加到平衡态的自旋核上，造成 $\boldsymbol{M}_0$ 的偏移。当射频撤销后，该偏移会在接收线圈上感应出 FIDS，其强度初始值与 ρ 成正比，且通过弛豫过程随时间减少，ρ, T_1, T_2 的不同权重的组合可产生不同的 MR 图像重现。NMR 有 3 个特征参数，ρ, T_1, T_2 可选择上述参数中的不同权重组合获得不同对比的图像。

4.7   磁共振成像技术

磁共振成像的方法很多，但它们大多是基于拉莫尔定理 $\omega = \gamma B$，即人为造成一个与空间位置一一对应的磁场分布，使处于不同位置上的样本的质子以不同的频率共振，这样就可以从测得的 MRI 信号中恢复出与某种参数有关的图像。

4.7.1   投影重建方法

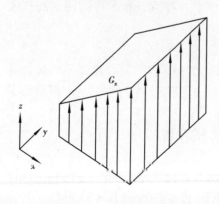

图 4.37 x 方向的梯度场

正如在 X-CT 重建技术中已讨论过的那样，一个物体的某一种参数的二维图像可以从这个参数的一系列不同角度的一维投影数据中重建。类似的方法可以用于 MRI 中。

因为拉莫尔频率与磁场强度成正比，因此，如果设计一个外加磁场沿着直角坐标 x 轴成梯度改变，如图 4.37 所示。那么，处于相同 x 坐标的一条直线上的所有质子都将以同一种频率进动，而不同 x 坐标下的直线上的质子则与所处位置的梯度场相对应的频率共振。如果对接收到的信号进行傅立叶变换，那么，就可以认定：

某一频率分量上的信号的强弱就代表着空间某一直线上所有共振信号的总和。它与 X-CT 中的投影数据是相当的。

下面以一个简单的例子来说明 MRI 中一维投影数据的采集。如图 4.38(a)所示是在一块聚四氟乙烯中,有两个注了水的圆柱形小孔,小孔轴线沿 z 轴(即外加静磁场的方向)放置,两个小孔在 x 轴上的位置不同。当加上如图 4.37 所示的梯度场后,由于两孔所处的磁场强度不同,使所得的 FID 信号为两种不同频率分量的叠加,如图 4.38(b)所示。经过傅立叶变换后,这个随时间变化的 FID 信号在频域中相应的位置上将出现两个峰值,如图 4.38(c)所示。峰值所在位置与样本所在的 x 轴的位置是相对应的,它的幅度则代表了相应位置上共振信号的强度。

一般情况下,为了得到一个二维图像,必须从不同的方向对样本施加梯度磁场,从而在不同角度上获得一维投影数据,然后再采用与 X-CT 重建中类似的算法重建出原始的二维图像。与 X-CT 不同的只是以频率域中的数据代替了 X-CT 中的空间投影数据。

投影重建方法的优点是计算过程简单,可以沿用 X-CT 已有的算法。不足之处是对运动伪像和磁场的不均匀性较敏感。

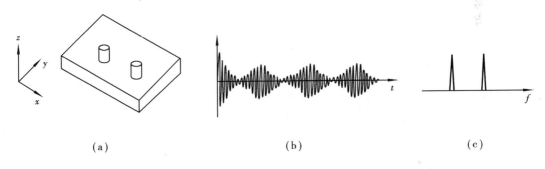

(a)　　　　　　　　　　(b)　　　　　　　　　　(c)

图 4.38　投影数据的采集

4.7.2　傅立叶变换

二维傅立叶变换的方法是目前商品化的磁共振成像中采用的最主要的方法,它所采用的梯度场时序如图 4.39 所示。

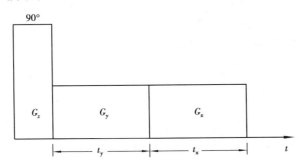

图 4.39　二维傅立叶变换法中施加梯度磁场的时序

整个数据采集过程可分为激励、相位编码和数据读出 3 个阶段。在激励阶段,先施加一个沿 z 方向的梯度场 G_z。这样,沿 z 轴的每一个横向平面都有自身的磁场强度值。也就是说,梯度 G_z 是用来选择一个特定的横截面,如图 4.40(a)所示。不过,这个梯度场 G_z 只是在 90°射频场存在的期间出现。

选择横截面的梯度结束后,在紧跟着的相位编码阶段中要给选出的平面施加一个短时的梯度场,它的方向与成像平面垂直,它的梯度可以沿 y 方向或 x 方向。假定选用梯度场 G_y 如图4.40(b)所示,则相位编码过程可用图4.41解释。图4.41(a)表示在未施加 G_y 时,具有不同 y 坐标的样本体元处在相等的磁场强度下。当加一个小小的 G_y 梯度场后,不同 y 坐标上的体元将处在不同的磁场强度下。于是,在图中所示右边的体元因为外磁场强度大,故质子进动的频率高。反之,在左边较弱磁场中的质子进动频率则较低。这样,在经过一段时间后,不同 y 坐标上质子所处的相位就发生变化,进动频率高的质子将领先于进动频率低的质子。如图4.41(b)所示中最右边质子的相位比最左边的质子正好领先360°。如果增大梯度 G_y 或延长 G_y 的作用时间 t_y,那么,两边质子的相位差将更大。如图4.41(c)所示,右边质子的相位领先720°,即两个周期。

当相位编码阶段结束后,即梯度场 G_y 关闭后,马上加上一个梯度场 G_x,尽管自旋的质子仍然以各自应有的频率继续进动,但它们却没有"忘记"在相位编码中发生过的事,即保持了各自的与 y 坐标有关的相位信息。为了读出数据而设计的梯度场 G_x,使位于不同 x 坐标处的质子以不同的特征频率共振,如图4.40(c)所示。

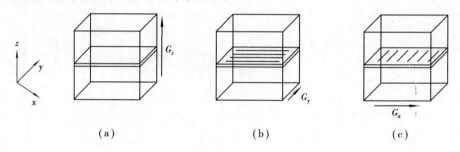

(a)　　　　　　　　　　(b)　　　　　　　　　　(c)

图4.40　数据采集过程中的3个阶段

由梯度场 G_x 引起的各种频率组合在一起形成了FID信号,这个信号将被采样并存储到计算机中。当然,这个信号包括来自整个横截面的信息。因此,一次这样的记录并不能确定来自每个体素的信号的幅度以构成图像。于是,这样的"激励相位编码数据读出"的过程还要重复下去,不过每次重复时在相位编码阶段中应使用不同大小的梯度场 G_y 或不同的 t_y。例如,要得到一幅 128×128 的图像,这样的过程要重复128次,如图4.42所示。

一般地说,经过相位编码后读出的FID信号可表示为

$$S(t_x, t_y) = M_0 \iint \rho(x,y) \exp[\mathrm{j}(\omega_x t_x + \omega_y t_y)]\,\mathrm{d}x\mathrm{d}y \qquad (4.115)$$

式中,$\rho(x,y)$ 是在 (x,y) 处的自旋密度,它是用于成像的信息;$\omega_y t_y$ 表示进动频率为 ω_y,经过时间 t_y 后质子进动的相位;而 $\omega_x t_x$ 则表示进动频率为 ω_x,经过时间 t_x 后的相位。其中,进动频率 ω_x, ω_y 则与所施加的梯度场有关,$\omega_x = \gamma x G_x$,$\omega_y = \gamma y G_y$。于是,式(4.115)可改写为

$$S(t_x, t_y) = M_0 \iint \rho(x,y) \exp[\mathrm{j}\gamma(xG_x t_x + yG_y t_y)]\,\mathrm{d}x\mathrm{d}\gamma \qquad (4.116)$$

因为每次相位编码时所用的 t_y 不同,读出数据时 t_x 不同,因此,$S(t_x, t_y)$ 可视为一个二维时间信号。而式(4.115)则显然是一个二维傅立叶逆变换的形式,也就是说,进行一次傅立叶变化就能求出 $\rho(x,y)$,即所要的MRI图像。以上就是二维傅立叶变换法成像的基本原理。

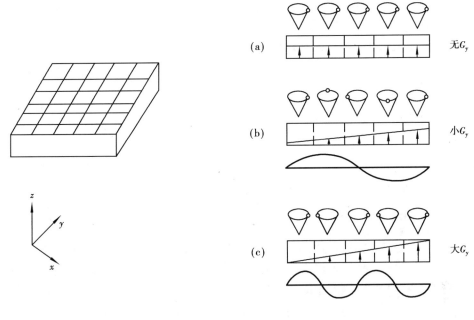

图 4.41　相位编码过程

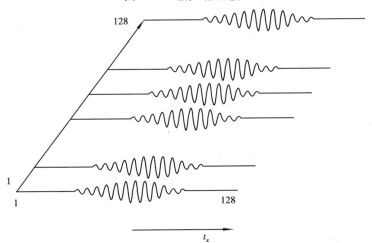

图 4.42　二维数据的采集

与投影重建法相比,二维傅立叶变换方法直接计算出每个体素的自旋密度值而无须任何重建过程,这样做不仅节省了计算工作量,而且对磁场不均匀性的敏感程度也减弱了。另外,二维傅立叶变换成像方法还可以很容易地扩展成三维成像。

三维成像的数据采集过程如图 4.43 所示,与二维成像有以下不同:

①在开始的激励阶段无须施加梯度场来

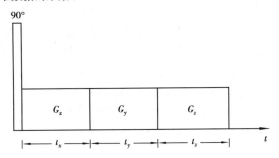

图 4.43　三维傅立叶变换成像的数据采集过程

选择某一个特定的成像平面,取而代之的是让整个成像体积都处于一个均匀的磁场中;

②在相位编码阶段,先后要加上两个方向的梯度场 G_x,G_y;

③加上梯度场 G_z 来读出数据。在这种情况下,所检测的 FID 信号可表示为

$$S(t_x,t_y,t_z) = M_0 \iiint \rho(x,y,z)\exp[\,j\gamma(xG_xt_x + yG_yt_y + zG_zt_z)\,]\,\mathrm{d}x\mathrm{d}y\mathrm{d}z \qquad (4.117)$$

于是,经过一次三维傅立叶变换就能得到关于三维自旋密度 $\rho(x,y,z)$ 的 MRI 的图像。

成像速度是评价一个成像系统的重要的指标。以二维傅立叶变换方法为例,每一幅图像所需的数据采集时间为脉冲重复时间 $T_R \times$ 矩阵大小 $N \times$ 平均次数 n。例如,$N = 128$,$T_R = 1.5$ s,$n = 2$,那么,所需时间为 $t = 128 \times 1.5 \times 2$ s $= 384$ s $= 6.3$ min。为了加快成像速度,在实际的系统中都采用了一些改进措施。

4.7.3　平面回波成像法

为了实现高速成像,一种称为回波平面成像的方法被提了出来。这种成像技术的特点是同时接收来自一个平面上的所有部位的信号并加以区分,因此,成像的速度大大提高了,它可以在 1 s 左右的时间内产生一幅图像。

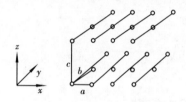

图 4.44　晶格常数的示意图

从广义上讲,如果用分立的晶格点来表示一个复杂物体,如图 4.44 所示(图中 a,b,c 为晶格常数),假设在各晶格点 $x = la,y = mb,z = nc$(式中,l,m,n 为整数)上的自旋密度为 ρ_{lmn},那么,当同时沿 3 个轴加上梯度场 G_x,G_y 和 G_z 时,在一个 90°射频脉冲激励后检测到的 FID 信号为

$$S(t) \propto \sum_{l,m,n} \rho_{lmn}\exp[\,j\gamma(laG_x + mbG_y + ncG_z)t\,]V \qquad (4.118)$$

式中,V 为每个晶格位置上对于信号起作用的自旋体积。

如果不加任何限制直接对 $S(t)$ 作傅立叶变换,那么,一般情况下来自各个晶格点上的信号在频谱中是相互重叠的。但是,如果选择合适的梯度场,使之满足

$$\frac{\Delta\omega_x}{M} = \Delta\omega_y = N\Delta\omega_z \qquad (4.119)$$

式中,$\Delta\omega_x = \gamma aG_x$,$\Delta\omega_y = \gamma bG_x$,$\Delta\omega_z = \gamma cG_x$,$M,N$ 分别为 m,n 中的最大值;那么,就可以用一次傅立叶变换分辨出所有晶格点上的自旋密度。因为按式(4.118)选择的梯度场保证在每个晶格点上的共振频率都是不一样的。以二维成像为例,这种梯度场的选择可用图 4.45 表示。

以上分析是假设探查物仅仅位于离散的晶格点上而不是连续的。在这样的条件下,从一次 FID 信号中就可以分辨一个完整的二维或三维图像。当然,实际上自旋密度不会分布在孤立的晶格上。但是,以上实现高速成像的想法还是有用的。虽然不能把探查物分隔成孤立的晶格点,但可以在连续的自旋密度分布上加上一个分立的晶格结构梯度场,使得只有那些在晶格上的核子才发生共振。只要能在实际上做到这一点,就同样可以从一次 FID 信号中找到完整的二维或三维图像信息。

图 4.46 给出了平面回波成像实施时的一个例子。被探查的样品置于均匀恒定的磁场 B_0 中。如果给样品加上一个线性梯度场 $G_x = \partial B_x / \partial x$,同时还加上一个射频剪裁脉冲,这样就可以只激励位于 x_0 处的厚度为 Δx 的小薄片内的核子共振,即限定了被观察的平面。当激励脉

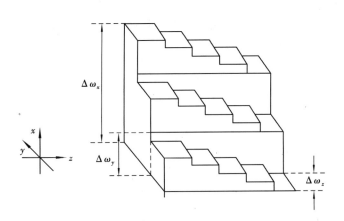

图 4.45　二维梯度场的选择

冲结束时,断开并同时接通梯度场 $G_y = \partial B_y/\partial y$ 和 $G_z = \partial B_z/\partial z$(其中,$G_z$ 是稳定不变的,而 G_y 的方向则是周期变化的),并开始读出 FID 信号。

图 4.47 给出了各梯度场作用的时序图。图中,G_x 表示 x 方向的磁场梯度,它在时间段 A 里加上,在时间段 B 内去除;G_y 表示 y 方向的磁场梯度是在时间段 B 内加上的;阴影部分表示选择激励脉冲在 t_a 时间里加上。磁共振信号在 t_b 时间内检测,t_d 是延迟时间,$t_a + t_b + t_d$ 为一个周期。

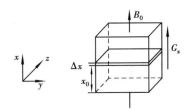

图 4.46　平面回波成像示意图

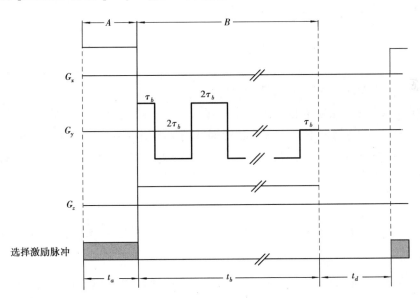

图 4.47　梯度场激励的时序图

在回波平面成像中,周期性反转的梯度场 G_y 是重要的一环。先来看一个周期函数的傅立叶变换。图 4.48(a)中,$f(t)$ 是一个衰减的周期函数。在磁共振成像中,对于单一固定磁场,如果在 90°射频脉冲后每隔 $(2n+l)\tau$ 加上一个 180°脉冲信号,就能得到这样的衰减信号。实际上,如果梯度场 G_y 的方向作周期性翻转,也能产生这样一系列自旋回波信号。在这两种方

135

法中,所得的周期性自旋回波信号都将由于弛豫过程而衰减,衰减函数为 $h(t)$。

对于图 4.48(a)这样一个周期函数可表示为

$$f(t) = h(t) \sum_{n=0}^{\infty} g(t - 2n\tau) \tag{4.120}$$

式(4.120)的傅立叶变换为

$$f(\Omega) = \frac{\pi}{\tau} \sum_{n=-\infty}^{\infty} \left\{ G\left(\frac{n\pi}{\tau}\right) H\left(\Omega - \frac{n\pi}{\tau}\right) \right\} \tag{4.121}$$

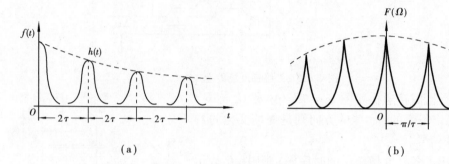

图 4.48 衰减周期函数的傅立叶变换

式中,$G(\Omega)$,$H(\Omega)$ 分别为 $g(t)$ 和 $h(t)$ 的傅立叶变换,$H(\Omega)$ 下的面积归一化为 1。这个傅立叶变换 $f(\Omega)$ 表示于图 4.48(b)。如果衰减不明显,则可以认为 $h(t) = 1$。这样 $H\left(\Omega - \frac{n\pi}{\tau}\right)$ 便成为 δ 函数 $\delta\left(\Omega - \frac{n\pi}{\tau}\right)$,所得离散谱线的频率间隔为 $\Delta\omega = \pi/\tau$。

在回波平面成像中,梯度 G_y 的周期性反转导致傅立叶变换中的离散谱线。如果同时加上梯度场 G_z,并按式(4.118)原则选择梯度场,那么,在对 FID 信号采样后傅立叶变换,所得谱线就将与成像平面中各体元中的自旋密度相对应。

上述平面成像方法也很容易推广到三维成像中。在三维成像中梯度场 G_x 和 G_y 都处于交替反转状态,而 G_z 则维持稳定不变。这种翻转梯度场加上对信号的数字采样就能从 FID 信号中很快恢复出整个三维图像。磁共振成像中这种固定的"三维"性质是 X-CT 所没有的。要想用 X-CT 成三维成像就需要逐层多次照射扫描,这将造成大剂量照射。

4.8 磁共振成像装置、特点及其在医学中的应用

由于人体内各种不同组织和器官的水与脂肪等有机物的含氢质子量不同,同一组织中正常与病变情况下质子密度不同,其弛豫时间存在明显差异,因此,对人体中氢质子分布状态进行研究,以二维、三维的高分辨率组织图像加以显示,在医学上具有重要意义。

4.8.1 磁共振成像装置

如图 4.49 所示为一典型的磁共振系统的结构图。系统主要由接收器、发射器、梯度电流放大器、脉冲序列发生器(PSG)以及用于显示图像以及脉冲序列的产生和控制的主机等部分

构成。本节将对这些主要结构作简短的论述,同时也对射频线圈、梯度线圈以及主磁体进行简单的讨论。

(1)磁共振波谱仪

1)脉冲序列发生器

由于在磁共振实验中需要精确时序,因此采用了分离的脉冲序列发生器来控制实验。在开始产生脉冲序列之前,主机把时间间隔、梯度值、射频脉冲波形和相位编码梯度表等数据下载到脉冲序列发生器。在用户启动其工作后,脉冲序列发生器则依据这些数据产生脉冲序列。在大多数情况下,脉冲序列发生器按上述方式产生脉冲序列,但有时也接受其他信号的控制。例如,用心电信号作为门控信号,在脉冲序列发生器输出脉冲序列进行了一条线或多条线的扫描后,停下来,等待心电信号的触发。此触发信号由心电图机产生,用其以确保采集心动周期中特定时刻的数据,实际中常在心脏收缩的末期触发。对脉冲序列的发生和缓冲数据的接收,脉冲序列发生器产生控制字,以控制数模转换器的转换、其他的控制线以及存储器。此外,由于脉冲序列发生器控制着脉冲序列的定时,需要它有非常精准步幅的可编程能力,一般要求为10 ns 或更好。脉冲序列发生器由一个主时钟驱动,其一般来自于频率合成器的参考信号。此时钟需非常稳定,以便为了改善信噪比而需要对信号作长时间的平均处理。主机为用户提供图像显示和脉冲序列开发的用户界面。主机与脉冲序列发生器之间的数据连接一般采用标准的串行或并行连接。

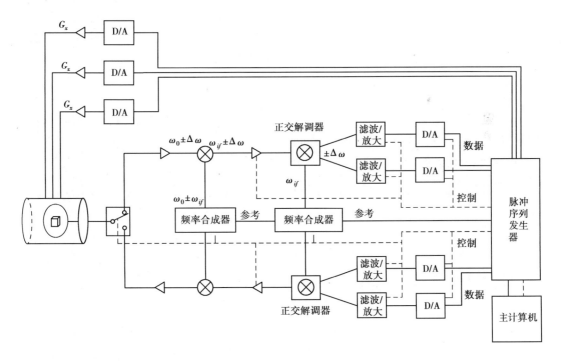

图 4.49 典型的磁共振系统的结构图

2)接收器

在图 4.49 中射频开关之后向上的数据通道代表接收器。第一级为低噪声的前置放大器,一般要求其噪声系数 <1.0 dB,增益 20~40 dB。在放大之后,信号被混频到中频(Intermediate Frenquency)。混频器,图中用前置放大器之后的乘法符号表示,将一个拉莫尔频率 ω_0 的检测

信号与另一个频率 $\omega_0 \pm \omega_{if}$ 的信号相混频。混频器有效地使这两个信号相乘,产生这二个频率和和频率差。滤波器(图中没有示出)滤去不需要的频率成分。虽然磁共振信号可能由于磁场强度、原子核的原因含有各种不同的频率成分,但也总能以单一频率对这一中频采用正交解调。这个频率的值依赖于厂商和系统,可能比原来的磁共振频率更高或更低(向上或向下变化)。中频放大器确保在正交解调之前具有最优的信号幅值。虽然图中没有示出,但在射频级也常有一可变增益级。

图 4.49 的接收器的下一级解调中频信号到基频或音频,以便数字化。正交解调器混合中频带宽 $\omega_{if} \pm \Delta \omega$ 和中频频率 ω_{if},得到两个信号,一个为中心在 $2\omega_{if}$ 的信号,另一个为直流信号。考虑两个磁矩或自旋,其中的一个自旋产生 $\omega_1 = \omega_0 + \gamma G_x \Delta x$ 的信号,另一个产生 $\omega_2 = \omega_0 - \gamma G_x \Delta x$ 的信号。在混合和滤波后,得到频率为 $\pm \gamma G_x \Delta x$ 的信号。假设两个信号的相位为 0,则它们可以表示为

$$S_1(t) = C\cos(+\gamma G_x \Delta x)$$
$$S_2(t) = C\cos(-\gamma G_x \Delta x)$$

(4.122)

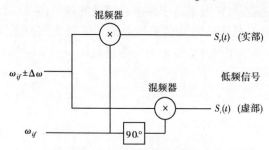

图 4.50　正交混频器将射频信号分解
为实部和虚部两部分

不过,由于 $\cos(x) = \cos(-x)$,不能区分这两个信号。一个解决办法是将它们混合到直流以上的某一中心频率上,以便磁共振信号的所有频率成分都在直流之上。这种方法的缺点是它需要一个等于磁共振信号全带宽的数字化率,$2\Delta\omega = \gamma G_x FOV$。正交解调器提供了另一种方法。

在图 4.50 所示的正交解调器中,中频磁共振信号被分成两路分别输入到两个混频器。每一路都与中频混合得到中心在直流的基带信号,第 2 个中频信号相位偏移了 90°。

现在,在混频器之后:

$$S_r(t) = C\{\cos((\omega_{if} + \gamma G_x \Delta x)t) \cdot \cos(\omega_{if}t)\} = \frac{C}{2}\cos((2\omega_{if} + \gamma G_x \Delta x)t) + \frac{C}{2}\cos(\gamma G_x \Delta xt)$$

$$S_i(t) = C\{\cos((\omega_{if} + \gamma G_x \Delta x)t) \cdot \sin(\omega_{if}t)\} = \frac{C}{2}\sin((2\omega_{if} + \gamma G_x \Delta x)t) - \frac{C}{2}\sin(\gamma G_x \Delta xt)$$

(4.123)

经低通滤波器滤除高频成分后,这两个信号为

$$S_r(t) = \frac{C}{2}\cos(\gamma G_x \Delta xt)$$
$$S_i(t) = -\frac{C}{2}\sin(\gamma G_x \Delta xt)$$

(4.124)

当自旋从中心转到 $-\Delta x$ 位置,则信号为

$$S_r(t) - \frac{C}{2}\cos(\gamma G_x \Delta xt)$$
$$S_i(t) = \frac{C}{2}\sin(\gamma G_x \Delta xt)$$

(4.125)

正交解调器去除了信号的不确定性,实部和虚部信号分别用模数转换器(ADC)进行数字化,如图 4.50 所示。对于磁共振成像,一般采用 16 bit 模数转换器,数字化率达到每点几个微秒。因为信号被正交解调器混合到直流,对带宽 $\Delta\omega = \dfrac{1}{2}\gamma G_x FOV$ 信号采用了低通、抗混叠滤波器。触发模数转换器的控制信号、抗混叠滤波器的设置和系统增益的控制均由主机控制的脉冲序列发生器提供。

3)发射器

在大多数方面,发射器同接收器相反。对于切面选择成像,脉冲序列发生器为切面激励提供复杂的射频波形。可能是一个一定带宽的 sinc 脉冲用于激励一理想带宽的切面。通过改变射频波形相位以选择其他切面。两路数模转换器用于产生基带波形。控制顶锥角以调整波形的振幅。此外,常用低通滤波器以去除波形中的高频成分。正交解调器充当解调器工作,只是作用相反。它结合实部和虚部波形并且混合他们到中频。一个中频放大器可以更灵活地设置系统增益。在混合到 Larmor 频率后,信号被一线形放大器放大为线圈提供必要的射频能量。常规系统中常采用 MultiLle-kiowatt 射频放大器。

4)发射/接收开关

常用同一个射频线圈做发射器和接收器。用一个开关交替地在射频激励脉冲期间接通线圈和发射器,在获取信号期间接通线圈和接收器。图 4.51 为一个无源发射/接收(T/R)开关,一对反向二极管用做开关,其上电压大约为 0.7 V。对小信号接收期间它们相当于开路,在高电压的脉冲发射期间它们相当于短路。在接收期间,它们同发射器开路,在发射期间,第 1 对二极管被短路,提供到线圈的通路;第 2 对相当于对地短路,保护接收器不受高电压的发射脉冲影响。1/4 波长的传输线用来保护短路的第 2 对二极管不与射频线圈短路。1/4 波长的传输线作为阻抗变换器,变换输出时的短路为开路。由于同轴电缆是 1/4 波长,这里讨论的无源开关的一个缺点是其性能依赖于频率。

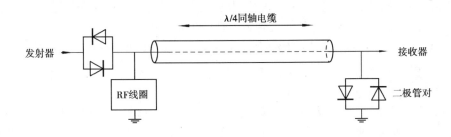

图 4.51　一个无源发射/接收开关

(2) 射频线圈

射频线圈用于在发射期间将能量耦合到样品,在信号采集期间检测时变的磁通密度。有各种各样的线圈,大体上可分为体积线圈和局部线圈。体积线圈环绕整个样品,在整个研究区域提供均匀磁场 B_1。局部线圈很小,设计用于以某一特定区域紧密耦合,主要是为了提高信噪比(SNR)。在一些磁共振文献中,信噪比常定义为信号电压和噪声电压的比值。在信号获取的开始阶段,信号电压的值可以通过方程(4.111)获得

$$|V_{\text{sig}}| = \sqrt{2}\omega_0 \Delta V M_{xy} |B_{1t}| \tag{4.126}$$

式中,ω_0 为 Larmor 频率,rad/s。ΔV 为研究的体积量,M_{xy} 为单位体积的稳态横向磁矩,B_{1t} 是式

（4.112）给出的有效射频通量密度。阻抗为 $Z_{coil} = R_{coil} + jX_{coil}$ 的线圈产生的噪声电压 V_{noise}：

$$V_{noise} = \sqrt{4kT\Delta f R_{coil}} \tag{4.127}$$

式中，k 为波尔兹曼常数，T 为温度（K），Δf 为接收器的带宽（Hz）。这两个电压的比值为信噪比 SNR_v：

$$SNR_v = \frac{|V_{sig}|}{V_{noise}} = \frac{\sqrt{2}\omega_0 \Delta V M_{xy} |B_{1t}|}{\sqrt{4kT\Delta f R}} \tag{4.128}$$

为了方便这个分析，忽略从一体积元到另一体积元保持不变的常数。可得出线圈信噪比为

$$SNR_v = \frac{\sqrt{2}|B_{1t}|}{\sqrt{R}} \tag{4.129}$$

式（4.129）以磁通密度描述了一个接收线圈的电压信噪比，以它作为发射线圈时产生的通量密度。为了方便常数 $\sqrt{2}$ 是可以忽略的。因此，如果知道每个线圈的阻抗和其通过 1 A 电流产生的横向通量密度和，就可以计算出这两个线圈的相对信噪比。当然，应用不同对线圈的度量也会有不同。对体积线圈来说，重要的是要求线圈产生均匀的磁场。

有许多方法可以对线圈和线圈系统建立数学模型，对电损耗的样品，理论上计算线圈阻抗和通量密度是相当复杂的。其准确的计算需要考虑样品的不均匀性、物理大小、负载存在下的线圈的电流分布、导电样品漩涡电流引起的对电场和磁场的屏蔽影响等因素。一些方法计算时考虑了这些影响因素的部分或全部。其中，有正则几何方法、有限元法、积分方程和时域有限差分法。

对于大多数的常规应用，用毕奥-萨伐尔（Biot-Savart）定律可以很准确地计算出磁通量密度。假设已经知道电流分布，可直接求出这个电流分布 $I(r)$ 产生的磁通密度 $B(r)$ 为

$$B(r) = \frac{\mu}{4\pi} \int_l \frac{I(r')\,dl \times \hat{a}_R}{R^2} \tag{4.130}$$

式中，r' 为导体中从积分点到观察点 r 的矢量，dl 是在积分点沿导体的不同路径长度，$\hat{a}_R$ 是 $R = r - r'$ 方向的单位矢量，$R = r - r'$ 为从源点到观察点的矢量。R 是矢量 R 的大小，，图 4.52 描述它们的几何关系。对于一些实际的、性能优越的线圈，如简单环型线圈、平面对线圈和鸟笼型线圈，可以准确地获取它们的电流分布。但是如果电流在某一段内大大偏离常量，线圈的性能变坏，同时这种简单模型也开始变得不适用了。

在一些情况下分析计算，如对圆形或螺线管（这将在后面讨论）轴线上通量分析计算可以采用式（4.129）。通常，通过将圆环分为许多小的直线段，然后求出每一段直线段产生的通量密度，再积分求得总的磁通密度。幸运的是许多实验可以采用 3 种简单线圈就可进行——圆形线圈、螺线管线圈和鸟笼型线圈。这些线圈有磁场和线圈阻抗的近似计算公式。虽然这些数学模型不很精确，但是当线圈大小与波长相比可忽略情况下，这些公式对大多数的应用还是足够准确的。

1）圆环

在 x-z 平面上半径为 a 的圆形线圈轴线上 y 点的磁通密度为

$$B(0,y,0) = \frac{\mu_0 N I a^2}{2(a^2 + y^2)^{3/2}}\hat{a}_y \tag{4.131}$$

式中，N 是线圈的圈数，I 为电流，$\mu_0 = 4\pi \times 10^{-7}$ H/m 是自由空间的导磁系数。半径为 a，线径

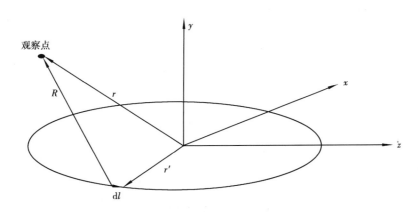

图 4.52 用毕奥-萨伐尔定律计算圆环的磁场

为 d 的圆环的电感系数近似为

$$L = a\mu_0 \left[\ln \left(\frac{16a}{d} \right) - 1.75 \right] \tag{4.132}$$

此公式可以用来估算在某一区域内具有相似半径的小线圈的电感系数。

为了估算 SNR,需要知道线圈电阻。这可以用前面提到的方法或其他方法如准静态近似法来计算线圈电阻。可以用线圈的 Q 值估算电阻,线圈的 Q 值一般在 100 左右。从 Q 值的定义获得电阻为

$$Q = \frac{\omega L}{R} \tag{4.133}$$

得

$$R = \omega L / Q$$

例 4.8 计算一半径为 5 cm,线径为 2.5 mm,Q 值为 75 的圆形线圈的阻抗。

解 由式(4.130)可得到线圈电感系数为

$$L = 0.05 \times 4\pi \times 10^{-7} \left[\ln \left(\frac{16 \times 0.05}{2.5 \times 10^{-3}} \right) - 1.75 \right] \mu H = 0.252 \ \mu H$$

由 Q 值计算电阻为

$$R = \frac{2\pi \times 63.9 \times 10^6 \times 0.252 \times 10^{-6}}{75} \Omega = 1.35 \ \Omega$$

因此,线圈阻抗为

$$Z = R + j\omega L = 1.35 + j101 \ \Omega$$

2)螺线管线圈

磁共振成像另一种常用线圈是螺线管,如图 4.53 所示。沿 y 轴方向,半径为 a、长度为 l、N 圈、电流为 I 安培的螺线管的磁通密度为

$$B(0, y, 0) = \frac{\mu_0 NI}{2l} (\cos \alpha_1 - \cos \alpha_2) \hat{a}_z \tag{4.134}$$

这里,角 α_1,α_2 如图 4.53 所示。这个线圈的电感系数近似为

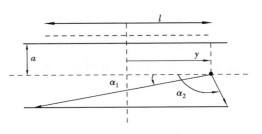

图 4.53 螺线管的横断面示意图

$$L = \frac{\mu_0 N^2 \pi a^2}{l^2} \left[(l^2 + a^2)^{1/2} - a \right] \qquad (4.135)$$

与圆形线圈相似,容易由 Q 值可以计算出电阻,在大多数应用中螺线管的 Q 值也在 100 这一量级。

3)鸟笼线圈

由于螺线管轴线必须近似与静态磁场正交,因此,在大多数常规磁体中,螺线管线圈并适合用做人体线圈和头部线圈。例如,在标准超导磁场中,环绕头部的螺线管产生与静态磁场平行磁场。现已提出了许多新方法,产生 x-y 平面的磁场并且它可以围绕大的样品。这些体积线圈中比较典型的是如图 4.54 所示的鸟笼线圈。它由一些"腿"或"横条"连接两端的圆环构成。电容器被放进腿中或圆环之间的腿间来产生共振结构,其支持方位角方向的正弦电流分布。对于一阶问题,在第 n 条腿上的电流可以假设为常数,其振幅由一个 ϕ 坐标 ϕ_n 决定:

$$I_n = I_0 \sin(\phi_n) \qquad (4.136)$$

圆环中的电流通过增强电流连续性来获得。鸟笼线圈产生的非常均匀的磁场有许多很有用的特性。例如,它很容易支持从其他模式旋转 90° 的第二电流模式。每一种模式都能独立的在各 90° 点处加入,使鸟笼线圈产生环型极化,其大约增加 40% 的信噪比。此外,有许多技术可以使线圈谐振以产生多种频率磁场,允许同时研究各种原子核。

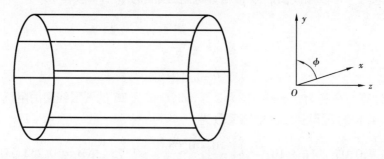

图 4.54　鸟笼线圈

4.8.2　独特的医学成像特点

一般的医学成像参数都是惟一的,而且大多只能反映解剖结构信息,MR 图像是多参数的,从理论上讲,它可以是多核种的成像,每种核有各自的 T_1,T_2,目前,^{1}H 质子 MR 成像参数主要有 3 个:ρ,T_1,T_2 三者可分别成像,也可某两个参数结合成像,L 与 MR 信号强度成正比,故 L 的成像主要反映欲观测层面组织、脏器的大小,形态与位置;而 T_1,T_2 成像可在活体上直接观察细胞活动的生化蓝图,得到整个体内功能和代谢过程等生化领域的信息,用于鉴别组织的病变。其他成像参数如化学位移,流体的研究应用,在血流性 MR 血管造影(MRA)的临床研究中发展很快,利用血管中快速流动的质子,不用造影剂,可做全身各大血管的 MRA 成像,并对血流速度和方向进行判断。

4.8.3　MRI 的临床应用

自 1971 年至今,对活体组织研究已有很大发展,成为揭示病人的组织病变的秘密和器官机能失常的有效手段。

目前,应用较广的仍是中枢神经系统,除对脑和脊髓肿瘤的诊断外,对炎症、代谢性疾病等是有效的检查方法。

对胸、腹、盆腔的检查,除同其他影像学检查一样反映形态学改变外,对代谢性疾病的诊断如肝、脾的含铁血黄素沉着症等特异性高,对心脏及大血管检查,还可模拟动态观测心脏运动、评价心脏的功能,瓣膜功能及血流方向,射血过程等,对诊断某些肿瘤,如恶性淋巴瘤,前列腺癌等的治疗效果观察都有重要的临床意义。

4.8.4　存在的问题

①成像时间不够快,不能观察器官的动态图像。

②因骨中质子数少,MRI 中观察不到骨的细节,不能对骨组织结构进行研究。

③目前,MRI 还不能像 X-CT 那样可在图像上做定量诊断。

④对某些人不能作 MRI 检查,如装有假肢,体内有金属片者,在射频作用下,金属会发热,从而造成伤害,故不能作 MRI 检查。此外,心脏起搏器的携带者也禁止作 MRI,因其在射频作用下失灵。

⑤变化的梯度场可能会在人体内感应出低频 mV 级电压,这会造成肌肉的损伤,严重者会造成室颤或中风。

4.8.5　MRI 技术的发展展望

1)快速成像技术

SE 序列以高图像质量及选择性 T_1 或 T_2 加权图像的对比应用,为临床提供了方便,但其成像时间相对较长,最近成像技术的改进信号阅读方法由 K—空间的多次扫描改为一次连续性扫描,能在 50 ms 内完成一幅 T_2 加权图像,该技术正步入商品化。

2)磁共振血管造影(MRA)的发展

它是近几年研究的焦点,德国西门子公司 1990 年首先将 MRA 时间飞跃法的二维、三维成像推向市场,不用造影剂可投影重建大血管的结构,尤其头、颈区的血管造影图像质量较好,美国 GE 公司和日本许多厂家采用相位比较法进行 MRA 成像,同时可对血流速度、方向进行观测,对老年人或高危病人及造影剂过敏者更安全、方便、适用。

3)三维成像及实时显像

三维成像分辨率高,层面薄,对所采集的数据可做任何方向、部位的重建,对细微结构观察有很大实用性,计算机技术和运算速度的提高,使 MR 实时观察关节、心脏等运动影像成为可能。

4)质子的渗透及灌注成像

渗透(diffusion)和灌注(Perfusion)成像对动态观察脑生化代谢,评价脑机能状态有重要临床价值,不久该技术将实现商品化。

总之,MRI 技术的发展仍有很大潜力,可以说其前途不可估量,它对人形态异常的诊断逐步发展到对机能和代谢方面异常的诊断,其硬件和软件系统不断改进和发展,特别是梯度场屏蔽技术的研究,将使 MRI 更加完美。

思考题与习题

4.1　解释"共振吸收"现象并说明 MRI 的工作原理。

4.2　解释"核弛豫"的含意,它有什么特点?

4.3　主要有哪两种弛豫过程? 解释时间常数 T_1 与 T_2 的含意。

4.4　简述梯度磁场在 NMR 成像中的应用。

4.5　从宏观和微观两方面分析 NMR 成像原理。

4.6　试指出 X-CT 与 NMR 两种成像技术的相对优缺点?

4.7　核磁共振成像总的指导思想是什么?

4.8　是否所有原子核都能产生核磁共振? NMR 成像中常用哪种原子核?

4.9　计算在 2.0 T 和 0.22 T 的磁场中,^{31}P,^{1}H,^{2}H 的共振频率。

4.10　计算在 2.0 T 的磁场中 ^{1}H 的两个自旋状态间的能级分裂(单位为 J)。

4.11　对于 1/2 自旋原子核,描述 $N_1 - N_2 = N \dfrac{1 - e^x}{1 + e^x}$,这里 $x = -\gamma\eta B_0/kT$。

4.12　对于 1/2 自旋原子核,描述 $(N_1 - N_2)/N_1 \approx -\gamma\eta B_0/kT$。

4.13　在 2.0 T 和 0.22 T 的磁场中,计算 ^{31}P,^{1}H 的 $(N_1 - N_2)/N$。

4.14　变换射频场 $B_1(t) = B_1\cos(\omega t)\hat{a}_x$ 为旋转坐标表示;然后,对旋转坐标中的有效射频场合理近似。

4.15　写出在偏移 α 度的射频脉冲作用之后横向磁矩 M_{xy}^0 的表达式。

4.16　解释 CLMG 回波和 Hahn 回波之间的差异。

4.17　对核磁共振实验设备:主磁体 $B_0 = 0.5$ T,样品为 ^{1}H,10 圈的螺线管线圈长 1 cm,半径 5 mm。线圈的 Q 值为 50,用宽度为 10 μs、顶锥角为 90°的脉冲激励一长 1 cm,半径为 4 mm 的物体,接收器带宽 10 kHz。假设由螺线管产生乙均匀磁场,求:

①需要多大的能量;

②估计信噪比。

4.18　求下面脉冲函数的傅立叶变换:

$$\prod\left(x;\frac{1}{2}\right) = \begin{matrix} 1 \\ 0 \end{matrix} \qquad \begin{matrix} \frac{1}{2} \leqslant x \leqslant \frac{1}{2} \\ \text{其他} \end{matrix}$$

4.19　①已知一个带宽 1 000 Hz 的射频脉冲,2.0 T 的磁场,中心在 Larmor 频率,为激励一个均匀水模型的 4 mm 厚的切面,需要多大的切面选择梯度强度?

②用相同的射频脉冲如何激励 20 mm 的切面?

4.20　画出一个标准的自旋回波成像序列,并标注射频、梯度和信号线等相关细节。

4.21　在 8.7 T 的磁场中用 5 G/cm 的频率编码梯度(0 相位编码梯度),推导并画出 0.5 mm 的正方形模型自由感应衰减信号。

4.22　用大小为 20 G/cm 的最大梯度获取视域为 5 mm × 5 mm 的 256 × 256 的图像,需要的采样时间、采集窗口(数字化回波的总时间)和相位编码时间是多少?

4.23　已知下面的数据来自不同 T_E, T_R 值下的同一个切面的三副图像的两个区域(像素),计算每个像素的 T_1, T_2。

表 4.3

图像	T_E	T_R	S_1(像素 1 的信号)	S_2(像素 2 的信号)
1	35	600	430	281
2	70	600	251	195
3	35	1 300	543	448

4.24　①沿着螺线管轴线从 -20 cm 到 20 cm,画出一个直径为 5 cm,长 20 cm 的螺线管的 z 方向的磁场。

②找出磁场的总变化不超过百万分之 ± 50 的距离中心的距离。

4.25　对位于 z 轴 $\pm d$ 处 x-y 平面上的两个同心圆环线圈产生的磁场,假设线圈中的电流都是 1 A,沿相同的方向流动,线圈直径为 1 m:

①找出磁场的最大均匀区域,这个区域定义为磁场变化不超过 $\pm 50 \times 10^{-6}$。

②沿磁体轴线画出磁场,标示出这个磁体最大均匀区域。

第 **5** 章
核医学成像技术

本章将讨论另一种成像方法。前面讨论的成像方法或是测量外部射线（或波）穿透人体时发射的衰减或反射情况来成像，如 X 射线和超声波成像设备，或是用磁场电磁波来测量人体组织的某些参数来成像，如核磁共振成像。这些方法要由外部向人体发射某种形式的能量属于全动式或探测式成像。核医学成像技术则是向人体注射放射性示踪剂，使带有放射性核的示踪原子进入要成像的组织，然后通过测量放射性核在人体内的分布来成像。

这种方法按照使用放射性示踪剂不同，可以分为两大类：一类放射性示踪剂具有稳定 γ 射线放射性，如锝同位素 ^{99m}Tc，碘同位素 ^{131}I 和 ^{132}I 及镓的同位素 ^{67}Ga。这种示踪剂的寿命较长，半衰期约为几天以上。这类系统称为单光子计数系统，它可以造成平面投影像，称为 γ 相机，也可以产生断层影像，称为单光子断层成像设备（SPECT）；另一类则是采用具有正电子发射能力的示踪剂，如碳同位素 ^{11}C，氮同位素 ^{13}N，氧同位素 ^{15}O，氟同位素 ^{18}F，镓同位素 ^{68}Ga。它检测的是 511KeV 的湮灭辐射产生的光子，称为湮灭重合检测（ACD）或正电子发射断层成像设备（PET）。由于这类示踪剂寿命很短，只有几十分钟，必须有专用小型加速器放在成像设备附近，生产出示踪剂，立即给病人注射并成像。

自 1896 年法国科学家发现铀的化合物具有天然放射性以来，各种核素在医学上的应用日益广泛，形成了核医学学科，它包括核医学诊断及核医学治疗两大部分，在核医学诊断中，核医学成像占重要地位。

5.1　核医学诊断的特点

核医学成像及核素体外分析都是建立在同位素示踪技术基础上的，同位素具有类似的化学性质，参与组织、器官内的生理、生化过程，但放射性同位素都具有容易探知的放射性，这样核医学诊断就具有鲜明的特色。

（1）反映人体内的生理、生化过程

生命体是众多的生理、生化过程交错在一起，且协调一致的统一体。一个细胞内可同时进行数以千计的酶反应，疾病是体内生理、生化平衡的失调。

X 射线、超声只能显示组织密度上的差别,得到的是病理的解剖图像,由于用于核医学成像的示踪剂是多种多样的,它们可参与许多器官、组织的生理,生化过程。例如,当人眼闭上时,与视觉相关的皮层区域立即出现放射性强度降低,而集中精力听课时,与视觉相关的皮层区域立即出现放射性强度的提高,该影像就能灵敏地显示葡萄糖代谢的生化过程。

(2)反映组织的功能状态

核医学成像的精髓就在于它不但能显示体内的形态,而且能反映组织器官的功能。例如,用^{152}I 作示踪剂就能从图像上显示甲状腺的吸收功能,任何组织器官,器质性改变之前已有功能性改变,在疾病形成过程中,生化的变化即功能的变化早于组织结构的变化,核医学成像则能反映这种功能性的改变。

(3)可显示动态图像

由于 γ 照相机和发射型计算机断层成像(E-CT),都能对放射性同位素通过体内各部位的动态进行连续摄影,因此可显示动态图像。

(4)是一种方便、基本上无损的诊断方法

由于造影剂引入量极小,且成像时间短,放射性的检测在体外进行,故核素显像的方法既方便又安全,这种显像受检者虽有放射性剂量的接受,但比一般 X 射线摄影小。

实践证明:核医学成像有助于进一步帮助人们揭示体内细胞中精细复杂的理化过程,从分子水平动态地认识生命过程的本质,对于了解生命活动的物质基础,弄清疾病的病因和药理过程都将发挥重要作用。

5.2　放射性衰变规律

不稳定的核往往通过 α,β,γ 衰变为稳定的核,在此过程中放射性核的数目有规律可循。

5.2.1　放射性核素与核衰变

定义:凡原子核处于不稳定状态,会自发地变为另一种核素,并放出射线者称为放射性核,而这类核素自发地发生结构及能量状态的改变,放出射线并转变为另一种核素的过程则称为核衰变。它有如下几种形式:

α 衰变——放射 α 线的核衰变;

β 衰变——放射 β 粒子的衰变;

$β^+$ 衰变——当原子核中有一质子变为中子,且放出一正电子$^0_1$e 的衰变;

γ 衰变——原子核由高能态向低能态跃迁时,释放出 γ 光子的现象,即 γ 衰变。

5.2.2　放射性衰变规律

原子核发生衰变时,母体核不断变成子体核,因而随时间 t 的增长,母核数不断减少,对于任何一种具有放射性的核素,虽然都能衰变,衰变时间却有先有后,衰变先后完全是随机的,但对大量的核来说,其衰变还是遵循统计规律的,核素衰变服从指数衰减规律,设 $t=0$ 时未衰变的核总数为 N_0,而在 $t>0$ 时,未衰变的核总数为 N,则

$$N = N_0 e^{-\lambda t}$$
(5.1)

式中,衰变常数 λ 为放射性核素在单位时间内的衰变几率,表示衰变快慢,单位为 s^{-1}。

①半衰期——某种特定能态的放射性核因发生自发核衰变而减少到原来核数的一半所需的时间,记为 $T_{\frac{1}{2}}$。

$$t = T_{\frac{1}{2}} \text{ 时}, \quad N = \frac{N_0}{2} = N_0 e^{-\lambda T_{\frac{1}{2}}} \tag{5.2}$$

②平均寿命 τ——反映衰变快慢的量。

反映某种放射性核素的平均生存时间。若 t 时刻母核为 N,则 $t + \Delta t$ 时母核为 $N + dN$,显然在 dt 内衰变掉"dN",可认为这"每个母核的寿命为"t",则总寿命为 $\int_0^{N_0} t(-dN)$,

则

$$\tau = \frac{\int_0^{N_0} t(-dN)}{N_0} = \frac{1}{N_0}\int_0^\infty t\lambda N dt = \lambda\int_0^\infty t e^{-\lambda t} dt$$

所以

$$\tau = \frac{1}{\lambda} \tag{5.3}$$

$$\tau = \frac{T_{\frac{1}{2}}}{0.693} \tag{5.4}$$

5.2.3　放射性活度

定义:在给定时刻处于特定能态的一定量放射性核素,在 dt 内发生自发核跃迁的期望值除以 dt 之商,即

$$A = -\frac{dN}{dt} = \lambda N = \lambda N_0 e^{-\lambda t} = A_0 e^{-\lambda t} \tag{5.5}$$

任意时刻 t 时,$A = \lambda N$(放射性活度 A_0 是 $t = 0$ 时的放射性活度。它随时间按指数衰减规律变化,期望值 $|dN| > 0$,而 $dN < 0$,用 $-dN$ 表示,单位为 Bg 贝可(贝可勒尔)。

5.2.4　递次衰变规律

不稳定原子核衰变后生成的子核,如仍具有放射性,则子核在产生以后立即要按自己的衰变方式和衰变规律进行衰变,如子核衰变后产生的又一代子核也仍具有放射性,则这一代子核也立即开始衰变,这样衰变就一代一代地进行下去,直到最终生成稳定核素为止。

对于几代递次衰变,若开始时只有第一代母核 $N_1(0) = N_0$,则第 i 代衰变规律为

$$N_i(t) = N_1(0)[\Delta_1 e^{-\lambda_1 t} + \Delta_2 e^{-\lambda_2 t} + \cdots + \Delta_i e^{-\lambda_i t}] \tag{5.6}$$

式中

$$\Delta_1 = \frac{\lambda_1\lambda_2\cdots\lambda_{i-1}}{(\lambda_2 - \lambda_1)(\lambda_3 - \lambda_1)\cdots(\lambda_i - \lambda_1)}$$

$$\Delta_2 = \frac{\lambda_1\lambda_2\cdots\lambda_{i-1}}{(\lambda_1 - \lambda_2)(\lambda_3 - \lambda_2)\cdots(\lambda_i - \lambda_2)}$$

$$\vdots$$

$$\Delta_i = \frac{\lambda_1\lambda_2\cdots\lambda_{i-1}}{(\lambda_2 - \lambda_i)(\lambda_3 - \lambda_i)\cdots(\lambda_{i-1} - \lambda_i)}$$

显然递次衰变规律不再是简单的指数衰减规律,其中,任一代的变化都既和自身的衰变常

数有关,又和前面各代的衰变常数有关。

5.2.5　放射平衡

在递次衰变中,当衰变常数之间存在某种对比关系时,则可出现放射平衡现象。

(1)暂时平衡

发生条件 $\lambda_1 < \lambda_2$,且需足够时间 t,由式(5.6)可得

$$N_2(t) = \frac{\lambda_1}{\lambda_2 - \lambda_1} N_1(0) \left[e^{-\lambda_1 t} - e^{-\lambda_2 t} \right]$$

$$= \frac{\lambda_1}{\lambda_2 - \lambda_1} N_1(t) \left[1 - e^{-(\lambda_2 - \lambda_1)t} \right]$$

若 $\lambda_1 < \lambda_2$,且 t 足够大,则 $N_2 = \frac{\lambda_1}{\lambda_2 - \lambda_1} N_1$

$$N_2 = \frac{\lambda_1}{\lambda_2 - \lambda_1} N_1(0) e^{-\lambda_1 t} \tag{5.7}$$

或

$$N_2 = \frac{\lambda_1}{\lambda_2 - \lambda_1} N_1$$

$$\frac{N_2}{N_1} = \frac{\lambda_1}{\lambda_2 - \lambda_1} \tag{5.8}$$

即若母核半衰期 T_1 不是很大,且 $T_1 > T_2(\lambda_1 < \lambda_2)$,$t$ 足够大,$[e^{-(\lambda_2 - \lambda_1)t} \ll 1]$,子核 B 将按母核 A 的衰变规律变化,这时子核 B 和母核 A 的数目都减少,它们之间却保持固定的比例,称为暂时平衡。

子核 B 开始时数目为 0,后经母核 A 衰变为 B,使子核数增多,在达到暂时平衡时,子核 B 和母核 A 以同样的规律减少,可见某一时刻子核数有一极大值,设达最大值 N_m 的时间为 t_m,对应由 $\frac{dN_2}{dt} = 0$,求出

$$t = \frac{1}{\lambda_1 - \lambda} \ln \frac{\lambda_1}{\lambda_2} = t_m$$

t_m 很重要,当 $t = t_m$ 时,从母核中分离子核或获子核的最大放射性活度,如递次衰变是多代的话,当 λ_1 均小于以后各代的 λ 时,则经足够长时间,整个衰变系列都会达到暂时平衡,即各代数目之比几乎是固定的,但都按第一代母核的规律衰减。

(2)长期平衡

实现条件是 $\lambda_1 \ll \lambda_2$ 且 $t \geqslant 7T_2$ 才行,由式(5.7)因为 $\lambda_2 \gg \lambda_1$,所以 $N_2(t) = \frac{\lambda_1}{\lambda_2} N_1(t) [1 - e^{-\lambda_2 t}]$,$t$ 足够长,$e^{-\lambda_2 t} \ll 1$,$N_2 = \frac{\lambda_1}{\lambda_2} N_1$

或
$$\lambda_1 N_1 = \lambda_2 N_2, \quad A_1 = A_2 \tag{5.9}$$

只要母核半衰期比子核长得多 $T_1 \gg T_2(\lambda_1 \gg \lambda_2)$,且在观测时间内,母核数变化极小,则子核数及活度就会达到饱和,子、母核的活度相等,称为长期平衡。

对于多代情况,只要母核半衰期远大于各子代,则会出现长期平衡,此时各代活度相等

$$\lambda_1 N_1 = \lambda_2 N_2 = \cdots = \lambda_n N_n = A \tag{5.10}$$

(3)不成平衡

若母核半衰期远小于各代子核,易知给定时间后,母核将几乎全转变为子核。其后子核按自己方式衰变。

由上述 3 种情况的分析可知,在任何递次衰变系列中,不论各代衰变常数之间关系如何,必有一半衰期最长者,经过足够长时间后,整个系列必剩 $T_{1/2}$ 最长及其以后的各代,它们均近似按最长半衰期 $T_{1/2}$ 的简单指数规律衰减,这类似于暂时平衡或长期平衡情况。

5.3 放射性核素发生器

随着核医学的迅速发展,以及先进的核医学设备的不断出现,对于短半衰期放射性核素的需要越来越多,而放射性核素发生器在产生这种放射性核素方面,有显著的优越性,因而得到广泛的应用。

放射性核素发生器是一种从较长半衰期的母体核素中,分离出由它衰变而来的短半衰期子体核素的装置,根据其工作原理,可以每隔一定时间就从该装置中分离出可供使用的子体核素,就好像从母牛身上挤奶一样,故该装置俗称"母牛"cow。

5.3.1 放射性核素发生器发展简况

1920 年制成了世界第一个可供医用的天然放射性核素发生器:

$$^{226}\text{Ra}(T_{1/2}=1\ 620\ \text{y}) \xrightarrow{\alpha} {}^{222}\text{Ra}(T_{1/2}=3.8\ \text{d})$$

1951 年制成第一个人工放射性核素发生器:

$$^{132}\text{Te}(T_{1/2}=3.2\ \text{d}) \xrightarrow{\beta^{-1},\gamma} {}^{132}\text{I}(T_{1/2}=2.3\ \text{h})$$

20 世纪 60 年代国外两种新型放射性核素发生器:

$$^{99}\text{Mo}(T_{1/2}=66.2\ \text{h}) \longrightarrow {}^{99m}\text{Tc}(T_{1/2}=6.02\ \text{h})$$

和

$$^{113}\text{Sn}(T_{1/2}=115\ \text{d}) \longrightarrow {}^{113}\text{In}(T_{1/2}=99.8\ \text{min})$$

我国核医学起步始于 1958 年,至 20 世纪 70 年代进入现代核医学阶段,中科院原子能所1971 年生产出:

$$^{99}\text{Mo} \longrightarrow {}^{99m}\text{Tc} \text{ 和} {}^{113}\text{Sn} \longrightarrow {}^{113}\text{In} \text{ 核素发生器}$$

5.3.2 对医用放射性核素的要求

(1)放射性方面

放射性核素的半衰期不应过长,因在临床诊断与观察后,应使放射性核素在受检体内残存的影响迅速减弱以至消除,太长极为不利。

常用短寿命核素 $T_{1/2}$ 在几小时~几十小时之间,而且对 $T_{1/2}$ 现在提出了寿命要超短的要求。

(2)生产及成本方面

母核素应易制造,最好在大型反应堆中产生,这样可降低造价,其半衰期要尽量长,以利于运到远离反应堆或加速器较远的地方。

(3)子体核素分离技术方面

从母体核素中分离子体的方法,要求迅速简便和高产额。

(4)防护与污染方面

对发生器中装有母体核素的部分,以及盛有子体核素生成物的容器都要用铅加以屏蔽,减少对医务人员的辐射,获得的子体核素应为无载体以减少对人体可能引起有害作用的化学杂质引入人体。

由于 $^{99}\mathrm{Mo}\longrightarrow{}^{99\mathrm{m}}\mathrm{Tc}$ 放射性核素发生器产生的子体核素 $^{99\mathrm{m}}\mathrm{Tc}$,具有 $T_{1/2}=6\ \mathrm{h}$,仅发射单一能量为 142KeV 的单色性射线,目前,它在世界上已得到广泛地应用。

5.3.3　放射性核素发生器的基本原理

其工作原理是遵循放射性核素的递次衰变和放射平衡规律。

(1)核素发生器中的放射平衡

由于母—子体系中,母子体核的半衰期长短不同会出现不同的放射平衡。

①当发生器中母体半衰期远大于子体的半衰期,即 $\lambda_2>\lambda_1$ 时,经足够长时间核素之间达到放射性平衡,在此之后子体活度 A_2 大于母体活度 A_1。

②当 $\lambda_2\gg\lambda_1$ 或 $T_1\gg T_2$ 且 $t\geqslant 7T_2$ 时,母子体系处于长期平衡态,t 足够长后,母子体核素放射性活度近似相等 $A_2=A_1=$ 常数。

(2)子体核素的放射性增到最大值的时间

当子体与母体的放射性相等 $\dfrac{\mathrm{d}N_2}{\mathrm{d}t}=0$ 的瞬间,子体的放射性活度达最大。

由

$$\frac{\mathrm{d}N_2}{\mathrm{d}t}=\frac{\lambda_1^2}{\lambda_2-\lambda_1}N_1(0)\,\mathrm{e}^{-\lambda_1 t}+\frac{\lambda_2\lambda_1}{\lambda_2-\lambda_1}N_1(0)\,\mathrm{e}^{-\lambda_2 t}=0$$

解之

$$t_m=\frac{T_1 T_2}{T_1-T_2}\ln\left(\frac{T_1}{T_2}\right)/\ln 2 \tag{5.11}$$

5.3.4　放射性核素发生器的展望

① $^{99}\mathrm{Mo}(T_{1/2}=67\ \mathrm{h})\longrightarrow{}^{99\mathrm{m}}\mathrm{Tc}(T_{1/2}=6\ \mathrm{h})$

② $^{113}\mathrm{Sn}(T_{1/2}=118\ \mathrm{d})\longrightarrow{}^{113\mathrm{m}}\mathrm{In}(T_{1/2}=1.7\ \mathrm{h})$ 是发展趋势

虽然发生器①具有许多优点,但也有如下缺点:

a. 母体 $T_{1/2}=67\ \mathrm{h}$,在子体用量较多的医院,一周要换一次发生器较麻烦。

b. 子体 $T_{1/2}=6\ \mathrm{h}$,对于生理功能动态研究稍嫌过长,相比之下发生器②在这些方面比①好些。

首先,母体 $T_{1/2}=118\ \mathrm{d}$,发生器使用期限较长(半年以上),降低了成本,避免了麻烦,且子体 $T_{1/2}=1.7\ \mathrm{h}$ 较短,使受检者接受剂量减少。

为了得到清晰的图像,就要使用大量的核素,要其半衰期短,减轻对受检者的伤害,为了研究快速的生理过程,也要求 $T_{1/2}$ 短,以便在短时间内重复实验,因此,发生器要向超短半衰期方向发展。

5.4 核反应与粒子加速器

现在临床上应用价值很高的短寿命同位素需要通过人工核反应来获得、因它不是天然同位素,于是在此介绍有关核反应及产生核反应的必备装置——粒子加速器。

5.4.1 核反应的一般概念

具有一定能量的带电粒子如电子、质子、α 粒子,以及不带电的中子、光子轰击原子核时,可发生如下过程:

入射粒子 + 靶核→复合核→剩余核 + 发射粒子,复合核的存在时间大约为 $10^{-12} \sim 10^{-14}$ s,上述过程称为核反应。该过程中产生的剩余核是一种新的原子核,它可以是稳定核,也可以是具有某种放射性的不稳定核。

在核反应中,主要研究两个问题:首先是核反应遵从什么规律,在什么条件下发生核反应;其二是研究参加核反应的核之间相互作用机制,给出核反应的发生几率。

在核反应过程中,原子核在反应前后应遵守:

①质量能量守恒;

②动量守恒;

③电荷数守恒;

④在入射粒子能量较低的情况下,核子数守恒;

⑤在电磁与强相互作用宇称守恒,在弱相互作用宇称不守恒。宇称是描述基本粒子形态的波函数相对空间坐标奇偶性的物理量。

根据质能守恒,可计算核反应中释放或吸收的能量 Q 值。

设入射粒子、靶核、剩余核,出射粒子的静止质量,动能分别为 $M_a, E_a; M_k, E_k; M_B, E_B; M_b, E_b$。一般情况下,靶核处于静止状态。$E_R = 0$,故按质能守恒有

$$M_a C^2 + M_R C^2 + E_a = M_b C^2 + M_b C^2 + E_B + E_b$$

反应能

$$Q = (E_B + E_b) - E_a = (M_a + M_R)C^2 - (M_B + M_b)C^2 \tag{5.12}$$

入射粒子的能量 E_a 必须大于一定值,即入射粒子动能必须超过 $W = E_{\min}$,才能产生核反应,但不是说每一个超过 W 的入射粒子都能引起核反应。

假定靶核相对于入射粒子的有效截面 σ,入射粒子只要打在 σ 内就能引起核反应,其中

$$\sigma = \frac{\text{发生反应的入射粒子数}}{\text{入射粒子数} \times \text{单位面积的靶核数}} \tag{5.13}$$

式中,σ 的物理意义是一个入射粒子相对靶上 个靶核发生核反应的几率。一个入射粒子可能引起的核反应不止一个,常用的有 α 核反应、氢核反应、中子核反应、γ 光子核反应。

5.4.2　粒子加速器

利用核反应可产生新的原子核,是制备人工放射性同位素的重要途径,发生核反应的首要条件是提供不同能量和类型的带电粒子,把它作为"炮弹"去轰击原子核,以产生所要的核反应,制造"核炮弹"的装置就是粒子加速器,它是一种能产生一种或多种带电粒子,并使其在电磁中加速而获得较高能量去轰击原子核的装置,它提供的核弹具有:粒子种类多,能量高且可调,束流强度大,发射角小的特点。

常用的医用加速器有 4 种:静电加速器、回旋加速器、电子直线加速器、电子感应加速器。随着核医学中显像及检测技术的发展,特别需要一些短寿命缺中子的核素如 ^{11}C、^{15}O 等,这些只能通过回旋加速器上一定的核反应来制取。

现代化大医院都有回旋加速器,随时用它来制备各种临床检测和显像用的短寿命同位素。

回旋加速器工作原理:其取名源于粒子在加速器中作回旋运动,粒子所受磁场力 $F_e = g_e(v \times B)$,F_e 只改变粒子的速度方向,而不增加其动能,使粒子做圆周运动,因为 $v \perp B$,所以,$F_e = gvB$ 成为粒子做圆周运动的向心力。$F = g_e vB = m\omega_e v$

故
$$\omega_e = \frac{g_e B}{m} \tag{5.14}$$

由此可知,角速度 ω_e 与线速度 v 大小无关,即粒子作圆周运动,其角速度都一样,回旋一周所需时间相等,在与 B 垂直的平面内设置两个 D 型金电极盒,两盒间有间隙,其间施加的电压为 $V = V_a \cos \omega t$,两 D 型板与交变电源相连,使其处于高真空中。假定带电粒子初速忽略,A 点处该粒子进入"D"型板空间之后获得电能 $qV_a/2$,因空腔内无电场,故其运动能量不变轨迹为一圆弧,半径为 $R = \frac{mv}{qB}$,它经 π/ω_e 的时间从 $b \to a$ 盒,通过电极间隙时,如能实现粒子的谐振加速,通过电极间隙时电场方向必须改变,因粒子每转半周的时间为 π/ω_e 是不变的,故谐振加速条件是 $\omega = \omega_e$。

粒子每通过二次间隙,就可从电场中获得 $q_e V_a$ 的能量,多次回旋后粒子能量就变得很高,与此同时运动轨迹逐次扩展,呈螺旋线状,直到额定能量,引向靶核为止。

被加速的带电粒子是通过偏转装置把加速后的粒子引出真空盒到进行核实验的靶室中,如在偏转电极上加负电压,被加速的正离子就会逐渐增大回旋半径,沿偏转通道被引出磁场而沿直线运动。

现代回旋加速器可作到加速能量连续可调,每个加速器都有一个提供加速离子的离子源。

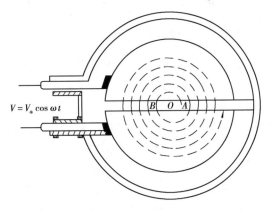

图5.1　回旋加速器真空盒中离子轨迹示意图

5.5 核素显像原理及放射性同位素扫描仪

5.5.1 核医学成像技术概述

前面已学的成像方法一般是测量外部射线或波穿透人体时产生的衰减或反射来成像,或是利用磁场电磁波来测量人体组织的某些参数来成像,这些方法要由外部向人体发射某种形式的能量,属全动式或探测式成像,核医学成像技术则是向人体注射放射性示踪剂,使带有放射性核的示踪原子进入要成像的组织,然后测量放射性核在人体内的分布来成像,该方法按使用示踪剂不同可分为两大类:一类放射性示踪剂具有稳定的 γ 射线。如锝同位素^{99m}Tc,^{131}I,^{67}Ga,这些示踪剂的寿命较长。半衰期约为几天以上,该类系统称为单光子计数系统,它可形成平面投影像,称为 γ 照相机,也可产生断层影像,称为单光子断层成像SPECT;另一类则是采用具有正电子发射能力的示踪剂如^{11}C,^{13}N,^{15}O,^{68}Ga,它们检测的是 511KeV 的湮灭辐射产生的光子,称为湮灭重合检测或正电子发射断层成像(PET),由于这类示踪剂寿命很短,只有几十分钟,必须有专用小型加速器放在成像设备附近生产出示踪剂,马上给病人注射成像。

5.5.2 同位素显像原理

放射性核素显像(Radio Nuclide Imaging)是基于如下基本原理:将核素或核素标记的化合物引入被检体内,而核素发射的 γ 射线可穿过检测器而在体外被检测到,然后在体外对其产生的 γ 射线逐点扫描,探测,记录放射性在体内的分布情况,形成闪烁图。

体外测量用的探测器一般采用晶体闪烁计数器,用探测器追踪放射性核素在人体内的分布,这样可建立起用放射性活度标记的组织与器官的解剖图像,占位性病变以及功能改变的情况。核素显像发展初期首先采用的是同位闪烁扫描机。

5.5.3 闪烁扫描机

它是在受检者体外进行扫描,将所收集到的人体放射性同位素分布情况以二维图像显示出来的仪器,用它不仅可观察某些脏器的形态变化,而且能在一定程度上反映某些生理、生化、病理等方面的异常,工作过程是:来自被探测部位的 γ 射线,通过准直器到达闪烁晶体,在晶体中产生荧光,荧光经光电倍增管转换为电压脉冲信号,该脉冲经放大后,由脉冲高度分析仪进行能量分析,然后输入到放射性强度测量单元进行强度测量和处理,再输入同步显示记录系统完成一幅被测脏器或部位放射性分布的图像,由于各器官对某些化合物的选择性吸收及同一脏器中正常组织和病变组织的吸收差异,医生就能据此对组织器官的疾病进行诊断。

近代闪烁扫描机的种类很多,如甲状腺扫描仪、肝扫描仪和全身扫描仪等,但扫描机一般都由探测器、准直器、信号传输及处理系统,显示系统,机械驱动系统组成,其中,重要部分介绍如下:

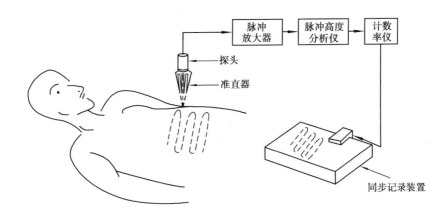

图 5.2　闪烁扫描机结构示意图

(1)准直器

由于探测的 γ 射线其角分布是各向同性的,如图 5.3(b),闪烁体可能接受来自受检体上各点发出的 γ 射线,这样将导致闪烁图的混乱,不能得到放射性分布的图像信息,为了能使闪烁点与放射点有位置上的对应关系,必须把各向同性发射 γ 射线源进行准直,故准直器的作用是空间定位,即仅使某空间单元的射线能进入探测器,而其他部位的射线则被屏蔽,而不能进入探测器,这样就能对被测区域进行逐点扫描,从而实现放射性核素分布的显像。

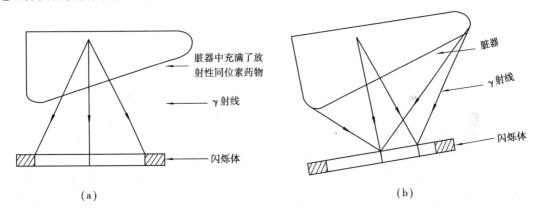

图 5.3　准直器原理
(a)放射性元素各向同性放射　(b)闪烁体每一点接收射线

(2)信息传输与处理系统

1)信息传输

主要包括放大器、脉冲幅度分析器、A/D 转换,而后送入计算机处理。

2)数据处理

计数 N 的绝对误差限为 $\sqrt{N}$,两个测量点的计数之差 $\delta_N = N_1 - N_2$,当 δ_N 超过 $\sqrt{N} = \sqrt{\dfrac{N_1 + N_2}{2}}$ 若干倍后,才可分辨出 N_1,N_2,对应测量点上的放射性活度差异作出确诊的必要条件为:

$$n = \delta_N / \sqrt{N} \geqslant 2.5 \sim 3.5$$

155

3）平滑运算

以测量点为中心，划一区域内测量点数为 n，以这些测量点计数值的加权平均值为中心点的计数，这样处理后，中心点计数的统计误差就要降低，该方法称为平滑运算。

（3）图像显示系统

1）黑白显示系统：

a. 黑白打印记录，即计数器累积到一定数目时就在显示纸上打印一黑色短线，打印的疏密程度表示计数率的高低，该方法空间分辨率低，视觉可辨性差。

b. 光记录：电→光脉冲，光投射器发出的光强与放射性活度线性相关的光束，投照感光胶片形成图像。

2）半定量显示：常用彩色打印，打印标志是不同颜色。

3）数字显示（定量显示）。

5.6 γ 照 相 机

γ 照相机又称为闪烁照相机，它以照相法代替扫描机的逐点扫描，可一次显示出放射性同位素在体内分布情况的仪器，主要用于肿瘤和循环系统疾病的诊断，与同位素扫描机比较，其突出优点是：出像速度快，不仅可拍静态图像，而且也可以对脏器进行动态分析，它是现代核医学的主要诊断工具。

5.6.1 工作原理

当受检者服用放射性核素标记的药物之后，被检部位就会发出 γ 射线，它通过准直器进入闪烁晶体，激起荧光，此光可通过光导管，耦合到光电倍增管上，输出电流脉冲，其幅度由 γ 射线能量决定，此信号经电子系统放大和处理后，输入显示，经一定时间累积后，在荧光屏上激起的光点亮度与被检体的放射性活度线性相关，光点在荧光屏上的集合又与被检点的二维空间的位置相关，被检点的活度均以荧光屏上对应位置不同亮度的光点显示出来，形成一幅图像，用快速照相或磁带记录方法，将显示荧光屏的亮点变化记录下来，即得 γ 照相机的显像图。

5.6.2 γ 照相机的组成

γ 照相机主要由探头部分、电子系统和显示装置 3 部分组成：

探头：其作用是将被检部位各位置所产生的 γ 射线转变成电信号，以便在显示器的荧光屏上对应位置形成光点。探头部分由准直器、NaI 晶体、光导、光电倍增管、电阻矩阵电路组成。

1）准直器起空间定位作用

通常用平行孔准直器，它可把受检体内的同位素的二维分布 $I(x,y,z)$ 转变为闪烁晶体中各闪烁点的二维分布 $S(x,y)$。

2）闪烁晶体与光导

通常用 NaI 晶体，晶体加厚，散射增强，分辨率变差，要求室温恒定以防碎裂；光导由聚乙

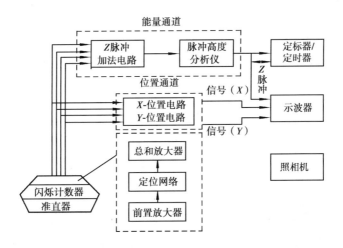

图 5.4　γ 照相机原理示意图

烯制成,保证 NaI 晶体与光电倍增管间有良好的光耦合。

3)光电倍增管

它是一种将微弱的光成比例地转换为较大电脉冲的一种器件,其数目与 NaI 的大小有关。γ 照相机要求其电压稳定,能量分辨率高,光电阴极均匀性好。

闪烁体内激起的荧光将进入按一定顺序排列的若干个光电倍增管中。这样各闪烁点的二维分布又转换为各光电管的光电子数 $C(n_1,n_2,\cdots,n_{19})$,n_i 包含了光电管产生的光电子数 n 及光电管编码 i 的信息。且欲使屏上亮点的位置和光电管编码 i 有对应关系,尚需进行一次变换,即

$$C(n_1,n_2,\cdots,n_{19}) \rightarrow D(T_x,T_y)$$

该变换通过电阻矩阵电路来完成。

4)定位电阻矩阵网络

矩阵分为 X^-,X^+,Y^-,Y^+ 4 行,每一光电管的电流脉冲都将输入到矩阵对应的一列的 4 个电阻上,从这个电阻上形成电压脉冲,该脉冲又分成两路:一路送入脉冲加法电路,叠加为 Z 脉冲,其幅度仍由 γ 射线的能量决定,Z 脉冲经脉冲幅度分析器后,去控制示波器电子枪的阴极或控制栅极,由于经幅度分析器的 Z 脉冲幅度都是相等的,因此,单个 Z 脉冲的光点亮度是一样的,Z 脉冲的个数决定于受检体中检测点的活度,所以经一定时间积累后,光点总亮度决定于放射性活度;另一路由 4 个电阻上输出脉冲进入 X,Y 位置电路,X,Y 位置电路由两个差放组成,分别接收 X^-,X^+ 和 Y^-,Y^+ 信号,这将使接收 X^-,X^+ 信号的差放输出决定光点在屏上的 X 坐标信号,而接收 Y^-,Y^+ 信号的差放输出决定 Y 坐标信号,下面针对由 19 支光导管对应的电阻矩阵是如何决定 X,Y 坐标作一说明:

如图 5.5 所示,第 10 号光电管处于中心位置,它所决定的屏上光点的位置坐标应为 $X=0,Y=0$,它对应 4 个电阻相等,这样决定光点 X 坐标的差放输入 $X^-=X^+$,故 X 坐标信号为 0,同理,Y 坐标也为 0。

第 14 号光电管位于中心管的左下方,其对应坐标 $X<0,Y<0$,它对应的 X^-,X^+,Y^-,Y^+ 电阻值分别为 $5.49,3.17,6.81,3.32$。

X 坐标信号线性相关(X^+-X^-),此值 $X_{14}=3.17-5.49=-2.25<0$,Y 坐标信号线性相关(Y^+-Y^-),其值 $Y_{14}=3.32-6.81=-4.51<0$。

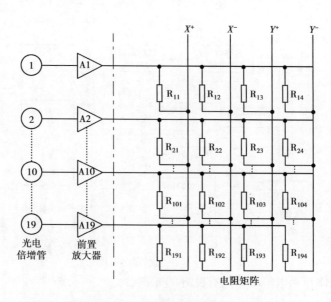

图 5.5　电阻矩阵网络

　　上例说明:闪烁点的二维空间坐标与光点在示波屏上的光点坐标一一对应。即 X,Y 位置电路的输出决定屏上光点的总亮度。这样屏上光点分布就显示了受检体同位素放射性活度的二维分布。

　　5)显示记录系统

　　示波器是其基本显示器,通常有两台,一台用于照相,另一台用于观察所需摄取的图像变化。

　　6)γ 相机与扫描机的优缺点比较

　　γ 相机与扫描机相比具有明显的优点:

　　a.灵敏度高,成像速度快,可实时成像;

　　b.从成像效率高,对低能 γ 射线效率明显高于扫描机;

　　c.由于采用短寿命同位素,成像快,故受检者辐射剂量小;

　　d.能连续动态显像;操作容易,便于长期记录保存。

　　γ 相机与扫描机相比的缺点:

　　a.结构复杂,维修困难,价格昂贵;

　　b.受放射计数的制约,空间分辨率低于扫描机且难于提高;

　　c.对 γ 射线能量的适应范围也不及扫描机。

5.7　发射型计算机断层扫描(E-CT)

　　E-CT(Emission Computed Tomography)是在放射性核素扫描仪和 γ 相机基础上,引入计算机图像重建技术发展起来的,克服了将三维压缩成二维的缺点。E-CT 分成两类:单光子(Single photon)发射型(即 SPECT)及正电子发射型 PE-CT(或 PET)。

　　E-CT 发挥了核医学诊断的固有特点,即能显示功能性代谢过程的变化,又借助计算机实现图像重建,从而可以进行定性及定量的诊断。因此,它在 20 世纪 70 年代后期有了迅速发展,在医学影像中的地位和作用得到确认。

5.7.1 SPECT 基本工作原理

1)用于 SPECT 的核素,一般是富中子的,如^{99m}Tc,^{131}I 等。在这种核中,将发生中子到质子的转化,放出电子即 β⁻衰变。同时伴随着 γ 衰变,即衰变后的原子核从高能级向低能极的跃迁。跃迁过程中,一个核发射一个 γ 光子,故称为单光子。单光子也是相对 β⁺衰变过程中产生的正电子会在其与电子对湮灭过程中产生一对能量均为 0.511MeV 飞行方向相反的光子而言的。

2)SPECT 的参数测量特点

X-CT 中被检测的参数是体素的线性吸收系数 μ 的相对值,它的重建图像基本上反映组织与器官的密度分布。而 SPECT 中核密度是通过体外的 γ 射线强度测量来反映的。这种测量机制存在两个问题:一是为保证图像的空间分辨率,必须采用准直器,准直器会吸收 γ 光子的大部分,这会大大降低测量的信噪比,只有通过增大剂量来弥补,但受限;二是从体内发出的 γ 射线会受人体的衰减,造成反映体内核密废的 SPECT 图像失真,因此,测得的 γ 射线强度必须进行修正后,才能转入计算机进行图像重建。

3)SPECT 的扫描方式

①扫描机型:它类似 X-CT 的第二代扫描方式,即由多个探头组成探头系统,该系统可作机械的平移和转动。

②γ 照相机型:其探头就是 γ 相机的探头,采用大视野闪烁晶体,多个光电管,因此,探头旋转 360°就可得多个断面的图像重建数据。该探头灵敏度高,采集速度快,目前,90% 的 SPECT 均采用此方式。

5.7.2 SPECT 与 X-CT 性能比较

SPE-CT 图像反映的是核密度的分布,与 X-CT 相比空间分辨率低,在反映器官的解剖图像上能力差,但在反映正常组织和病变组织的功能差异上都比 X-CT 优越,如在诊断肝癌,肝血管瘤方面,大大优于 X-CT 及 B 超。

5.7.3 正电子发射断层扫描技术 PET

(1)PET 工作原理

对于中子缺乏的放射性核素,其核中存在过量质子,当有一个质子转变成中子时,放射出一个正电子,PET 就是利用放射性核素的原子裂变时带有正电子发射这一特点,正电子与一个电子碰撞而湮灭,并以两个能量为 0.511MeV 的 γ 光子按几乎成 180°的相反方向发射,穿过周围的细胞组织被体外的圆形检测器阵列所接收,通过测量发射的强度,利用计算机重现体内已选定平面上辐射强度的空间分布,得到所需研究的细胞组织的生化图。如病变组织,由于其不正常的生化特性而可以被区别出米。

PET 能揭示人体内部组织的功能及新陈代谢情况,它可探测老年性混乱、精神病,动脉硬化等其他疾病。

（2）检测器

PET 常用放射性核素是缺中子的 ^{11}C, ^{13}N 等，β^+ 衰变中的正电子寿命很短，只能穿过几毫米的组织厚度，随之发生电子对湮灭，发射飞行方向相反能量相等的两光子。因此，在受检体两侧放置在同一直线上的两个 γ 探测器，在同一时刻，在此直线上的 β^+ 衰变，如发射双光子，则两探测器会探测到两个光子，计数率就是在此直线上放射性核素"投影"数据，当两个 γ 探测器同时测得 γ 光子，才给出一个计数，这种探测法称为符合探测法，两探测器的放置方法起了准直器的作用，也大大减小了其他放射性核的干扰，无须使用准直器，真正消除了对于单个散射光子的随机检测，当用 100～300 个晶体检测器组成环时，可获 mm 级的空间分辨率。

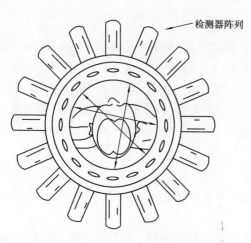

检测器阵列

图 5.6　正电子发射扫描示意图

综上所述可知：PET 的工作原理就是根据中子缺乏的放射性核素衰变产生的正电子和体内的负电子产生湮灭效应的现象，通过向人体注射带有正电子同位素标记的化合物，采用符合探测的方法，探测湮灭效应产生的 γ 光子，得到人体内同位素分布的信息，由计算机重建得到人体内标记化合物分布的三维断层图。

由于人体内各组织对标记化合物的亲合能力不同，根据其中标记化合物的分布就可对人体进行生理、生化、病理、解剖学方面的研究与诊断。

PET 的生命力在于使用了与生命密切相关的同位素，它们在研究人体生理、生化的代谢方面起作用。

许多疾病的发生、发展过程，往往在生理生化方面的变化早于病理、解剖的变化，因此，可用 PET 研究人体的代谢过程，对许多疾病进行早期诊断与预防。PET 用于人体神经系统，细胞新陈代谢及癌变的研究及诊断。

（3）PET 发展状况及展望

目前，PET 是最高档次的核医学诊断设备，是当今世界最先进的医学影像技术，是 20 世纪 90 年代世界高科技九大明星之一，被医学界称为医师的"透视眼"和"照妖镜"，对危及人类的恶性肿瘤，心脑血管疾病等具有独特的诊断价值，与 X-CT，NMR 等相比，PET 除具有二者的特点外，还能对人体各脏器的功能、代谢、基因等方面的异常变化准确进行定量分析，从而作出病程估测，为疾病治疗提供客观直接的依据，因此，更具前瞻性和全面性。

迄今，世界上已有 70 多个 PET 中心，美日各大医院几乎都有 PET，我国第 1 台临床用内 PET-BO$_1$ 于 1992 年 9 月通过专家鉴定后交付中日友好医院临床使用。1998 年 11 月已研制出最新的 PET 机，并开始步入商品化。

思考题与习题

5.1　解释下列名词

　　（1）核素；（2）同位素；（3）核反应；（4）核衰变。

5.2　发生核反应的条件是什么？核反应发生前后应遵从哪些规律？

5.3　简述放射性递次衰变规律及其特点。

5.4　简述闪烁扫描机和 γ 照相机的工作原理及各有何特点？

5.5　γ 相机主要用于哪些疾病的诊断？

5.6　核医学成像的主要特点怎样？

5.7　核医学成像时，对放射性核素的性能有何要求？

5.8　简述 PET 的工作原理，为什么说 PET 是最有生命力的成像技术？它能否取代其他医学成像技术？为什么？

参考文献

1　齐颂扬. 医学仪器(下册). 北京:高等教育出版社,1991

2　侯自强. 医学诊断数字影像技术. 北京:科学出版社,1994

3　吕维雪. 医学图像处理. 北京:高等教育出版社,1989

4　郭兴明. 医学成像技术. 重庆大学自编教材,1999

5　高上凯. 医学成像系统. 北京:清华大学出版社,2001

6　杨文修,李正明. 生物医学物理概论. 天津科技翻译出版公司,1993

7　张泽宝. 医学影像物理基础. 中国医科大学自编教材,1996

8　宋启泽,陈浩. 核磁共振原理及应用. 北京:兵器工业出版社,1992

9　杨福生,吕扬生. 生物医学信号的处理和识别. 天津:天津科技翻译出版公司,1997

10　Christensen, D. A. (1988). 超声生物仪器. Wiley,纽约

11　Evans, D. H. , McDicken, W. N. , Skidmore, R and Woodcock, J. P. 多普勒超声:物理,仪器和临床应用. 纽约:Wiley,1989

12　Jensen, J. A. 用超声估计血流速度. 剑桥大学出版社,1996

13　Kino, G. S. 声波:设备,成像和相似信号处理. Prentice Hall, Englewood Cliffs, NJ,1987

14　Krestel, E. 医学诊断的成像系统. 德国:西门子,Aktien. gesellschaft,1990

15　McDicken, W. N. 诊断超声:原理及仪器使用. Churchill Livingstone, Edinburgh, UK,1991

16　Shung, K. K, Smith, M. B. , and Tsui, B. M. W. 原理及医学成像. 学术出版社,San Diego,1992

17　Webb, S. 医学成像物理. Hilger,Bristol,1990

18　Well, P. N. T. 生物医学超声. 伦敦:学术出版社,1997

19　Zagzebski, J. A. 超声物理的本质. Mosby, St. Louis,1996

20　Cho, Z. H. , Jones, J. P. , and Singh, M. 医学成像基础. 纽约:Wiley,1993